临床专科常见病护理与护理管理

姜延军 王迎雪 赖 娟 隋盛楠 薛娜娜 张 娜 主 编
李晓茹 高 雨 包黎红 胡 琴 胡茂珍 副主编

U0253691

吉林科学技术出版社

图书在版编目（ＣＩＰ）数据

临床专科常见病护理与护理管理 / 姜延军等主编.
长春 ： 吉林科学技术出版社，2024. 6. -- ISBN 978-7
-5744-1614-7
Ⅰ. R47
中国国家版本馆 CIP 数据核字第 2024AQ8694 号

临床专科常见病护理与护理管理

主　　编　姜延军　等
出 版 人　宛　霞
责任编辑　张　楠
封面设计　杨　慧
制　　版　杨　慧
幅面尺寸　185mm×260mm
开　　本　16
字　　数　150 千字
印　　张　10
印　　数　1~1500 册
版　　次　2024 年6月第1 版
印　　次　2024年10月第1次印刷

出　　版　吉林科学技术出版社
发　　行　吉林科学技术出版社
地　　址　长春市福祉大路5788 号出版大厦A 座
邮　　编　130118
发行部电话/传真　0431-81629529 81629530 81629531
　　　　　　　　　81629532 81629533 81629534
储运部电话　0431-86059116
编辑部电话　0431-81629510
印　　刷　廊坊市印艺阁数字科技有限公司

书　　号　ISBN 978-7-5744-1614-7
定　　价　60.00元

《临床专科常见病护理与护理管理》

编委会

主　编

姜延军（聊城市退役军人医院）

王迎雪（聊城市第三人民医院）

赖　娟（新疆伊犁州中医医院）

隋盛楠（青岛市黄岛区中心医院）

薛娜娜（德州市中医院）

张　娜（青岛市黄岛区中心医院）

副主编

李晓茹（聊城市东昌府区妇幼保健院）

高　雨（海南省安宁医院）

包黎红（江阴市第三人民医院）

胡　琴（广州市第十二人民医院）

胡茂珍（江南大学附属医院）

前　言

　　护理，作为医疗体系的重要组成部分，始终扮演着守护患者生命健康的重要角色。面对临床专科常见病的多样性和复杂性，护理工作的专业性和精细化要求越发凸显，护理工作也面临着越来越多的挑战。因此，掌握专科常见病的护理要点和护理管理技巧，对于提高护理质量、保障患者安全具有重要意义。本书对常见病、多发病的护理与护理管理进行了详细论述，主要涵盖了护理管理、内科疾病、外科疾病以及眼科等常见疾病的护理内容。本书内容详细，形式新颖，重点突出，实用性和可操作性强，适合临床医护人员参考阅读。

前 言

目　录

第一章 护理管理

人类的管理活动源远流长，但是管理成为一门学科则是 20 世纪初期的事情。护理管理学是管理科学在护理管理事业中的具体应用，通过对管理的含义、内容、方式及管理活动规律的系统研究，实现对医院护理工作的有效管理。合格的护理管理者必须掌握护理管理的科学规律，了解当今国际先进的管理理论和方法，提高管理能力和水平，在管理实践中不断探索和创新，在此基础上建立和完善适合我国医院工作实际的护理管理理论和方法。

第一节 护理管理的基本概念

一、管理与管理学

（一）管理与管理学的概念

管理是管理者通过计划、组织、人事、领导、控制等各项职能工作，合理有效利用和协调组织管理所拥有的资源要素，与被管理者共同实现组织目标的过程。要准确理解这一概念，需要明确以下四点：①管理的对象是组织管理者所拥有的资源，包括人、财、物、信息、空间和时间六个方面，其中，人是管理的主要对象，人际管理是管理的核心问题；②由于时间具有不可逆性，所以时间是管理过程中最稀有、最特殊的资源；③管理要解决的基本矛盾是有限的资源与相互竞争的多种目标之间的矛盾；④管理是为实现组织管理目标服务的，是一个有意识、有目的的行为过程。

管理学是研究管理活动基本规律与方法的综合性应用学科。管理学发展至今，已经形成一个庞大的管理学体系，几乎每个领域都已经形成了专门的管理学，如为医院护理管理服务的护理管理学即是其中之一。

（二）管理的对象

管理对象是指管理过程中管理者所作用的对象，是管理的客体。管理对象包括组织中的所有资源，其中人是组织中最重要的管理资源。

（1）人力资源：人是组织中最重要的资源，如何使人的主动性、积极性、创造性得以充分发挥，提高组织劳动生产率，是管理者面临的管理挑战。

（2）财力资源：在市场经济中，财力资源既是各种资源的价值体现，又是具有一定独立性和运动规律的特殊资源。财力资源管理目标就是通过管理者对组织财力资源的科学合理管理，做到以财生财，用有效的财力资源为组织创造更大的社会效益和经济效益。

（3）物力资源：物是人们从事社会实践活动的基础，所有组织的生存和发展都离不开物质基础。在进行组织物力管理时，管理者要遵循事物发展的客观规律，根据组织管理目标和实际情况，对各种物力资源进行最优配置和最佳的组合利用，做到物尽其用。

（4）信息资源：信息是物质属性和关系的特征，是医院护理管理中不可缺少的构成要素。随着信息社会的到来，广泛地收集信息、快速准确地传递处理信息、有效利用信息为管理活动服务已成为护理信息管理的重要内容。管理者应保持对信息的敏感性和具有对信息迅速做出反应的能力，并通过信息管理提高管理的有效性。

（5）空间资源：空间是人类在太空活动中所能利用的各种物质和能量的总称，具有巨大的经济价值和战略价值。

（6）时间资源：时间是运动着的物质的存在形式，物质与时间、空间与时间都是客观存在且密不可分的，管理者要善于管理和安排时间，做到在最短的时间内完成更多的事情，创造出更多的财富。

（三）管理的方法

（1）行政方法：行政方法是指在一定的组织内部，以组织的行政权力为依据，运用行政手段，按照行政隶属关系来执行管理职能、实施管理的一种方法。行政方法的特点：有一定的强制性；具有明确的范围，只能在行政权力所管辖的范围内起到作用；不平等性。

（2）经济方法：经济方法是指以人们的物质利益需要为基础，按照客观经济规律的要求，运用各种物质利益手段来执行管理职能、实现管理目标的方法。经济方法的特点：利益性、交换性、关联性。

（3）教育方法：教育是按照一定的目的、要求对受教育者从德、智、体诸多方面施加影响，使受教育者改变行为的一种有计划的活动。教育方法的特点：教育是一个缓慢的过程；教育是一个互动的过程；教育形式具有多样性。

（4）数量分析方法：数量分析方法是建立在现代系统论、信息论、控制论等科学基础上的一系列数量分析、决策方法。数量分析方法的特点：模型化、客观性强。

（四）管理者的角色

（1）人际角色：包括头面人物的角色，是象征性的首脑，必须履行法律性或社交性的例行义务；领导者的角色，负责激励和指导下属；联络者的角色，与外部能够提供好处和信息的人保持接触和联系网络。

（2）信息传递角色：包括监控者、传播者、发言人的角色，所有管理者在某种程度上都要从其他组织或机构接受或收集一些信息，这种活动最典型的是通过阅读杂志和与别人交谈来了解公众需求的变化、竞争者可能在做什么计划等，这是监控者角色；管理者也会像导体一样向组织成员传送信息，这是信息发送者的角色；当管理者代表组织与外界交往时，扮演的是发言人的角色。

（3）决策角色：在企业家角色中，管理者激发并监督能改善组织绩效的新项目；作为混乱处理者，管理者对事先未预测到的问题采取正确的行动；作为资源分配者，管理者负责分配人力、物力和财力资源；作为谈判者，他们与其他部门协商和谈判，为自己的部门争取权益。

（五）管理的职能

管理的职能，也就是管理的作用或功能，包括计划、组织、领导、人力资源管理、控制五个方面。

（1）计划：计划是为实现组织的管理目标而对未来行动方案做出选择和安排的工作过程，具体就是确定做什么、为什么做、什么人去做、什么时间做、在什么地点做和怎样去做，好的计划可以促进和保证管理人员在工作中开展有效的管理，有助于将预期目标变成现实。

（2）组织：组织职能的主要内容包括组织的结构设计、人员配备、医院护理管理的规划与变动、医院护理管理授权等。组织是分配和安排医院护理管理成员之间的工作、权利和资源，以实现医院护理管理目标的过程。组织职能使医院护理管理当中的各种关系结构化，从而保证计划得以实行。

（3）领导：领导是指导和督促组织成员去完成任务的一项管理职能，护理管理的领导职能就是管理者带领和指挥护理人员同心协力实现组织目标的过程，领导工作成功的关键在于创造和保持一个良好的工作环境，激励下属努力工作，提高组织工作效率。

（4）人力资源管理：人力资源管理职能是指管理者根据组织管理内部的人力资源供求状况所进行的人员选择、使用、评价、培训的活动过程，目的是保证组织任务的顺利完成。

（5）控制：控制是为实现组织目标，管理者对被管理者的行为活动进行的规范、监督、调整等管理的过程。控制职能与计划职能密不可分，计划是控制的前提，它为控制提供了目标和标准；控制是实现计划的手段，没有控制，计划就不能顺利实现。

二、护理管理

（一）护理管理的概念

世界卫生组织医院和护理管理专家委员会认为，护理管理是为提高人类健康水平，系统地发挥护士的潜在能力及有关人员或设备、环境及社会活动作用的过程。

美国护理专家吉利斯认为，护理管理若能具备规划、组织、领导、控制的能力，对人力、财力、物力、时间能做最经济有效的运用，就能达到最高效率，并收到最大效果。

护理管理是以提高护理质量和工作效率为主要目的的活动过程。管理中要对护理工作的诸多要素进行科学的计划、组织、领导、控制、协调，以便使护理系统实现最优运转，为服务对象提供最优的护理服务。护理管理学是管理科学在护理管理工作中的具体应用，是在结合护理工作特点的基础上，研究医院护理管理活动的基本规律和方法的一门学科，已经为越来越多的专家、学者和管理人员所接受，对医院护理管理实践具有积极的指导作用。

（二）护理管理者的角色

大多数医院的护理管理体制包括护理部主任、总护士长、护士长三级管理或总护士长、护士长两级管理体制。护士长是医院护理管理最基层的管理者，是病房或护理单元工作的具体护理管理者，在医院护理管理中扮演重要角色。

（1）联络者：护士长在工作中需要不断地与护理人员、上级护理管理者、医师、其他医技人员等进行沟通，以保证创造一个良好的工作场所和利于患者治疗康复的环境。

（2）代表者：在处理行政、业务工作中，护士长代表病房参加各种会议，接待来访者等。

（3）监督者：护士长有责任对病房的各项护理活动与资料进行监督，促进各项护理活动顺利进行。

（4）传达和宣传者：护士长要主持各种会议，将上级的文件、指令、命令和政策精神等传达给护理人员，宣传有关的方针、规定及有关护理知识等。

（5）护、患代言人：护士长应维护护理人员群体利益，代表护理人员与其他医务人员协商业务工作，与行政后勤部门协商保护护理人员的权益。护士长还须代表患者反映其要求，与相关人员联络沟通，以解决患者的问题，满足他们的健康需求。

（6）计划者：护士长要规划病房护理业务工作，制订年度、季和月工作计划，提出工作改进方案，促进护理质量的提高。

（7）冲突处理者：护士长有责任协调病房人员之间的冲突和矛盾，通过双方协商、劝告、解释说明等管理手段，使双方相互理解，求同存异，维持部门工作氛围的团结和谐。

（8）资源调配者：护士长负责病房资源的合理分配和有效利用，包括合理有效的护理人力资源组合，保证各班次的护理人力能够满足病房护理工作需要，对科室医疗仪器、设备、办公用品等消耗性物质的计划、申请、领取、保管、维修和报废，保证临床医疗护理工作的正常运转。

（9）协商谈判者：护士长的管理工作需要与有关部门人员进行正式、非正式的协商和谈判。如向上级申请调整护理人员，增添医疗仪器、设备等。

（10）教育者：病房是患者健康教育最直接的场所，护士长有责任对自己本单元的护理人员进行教育，不断提高护理人员的素质，是护理人员、进修护士、护士学生在护理业务技术方面的指导者和教育者；同时要安排科室护理人员开展患者健康教育项目，对患者及家属进行护理指导、健康教育。

（11）变革者：护士长是医院临床第一线的管理者，有着丰富的基层护理管理经验，最能发现护理管理上的问题，对病房护理管理有一定的权威性。护士长在病房护理的服务模式上有较大的自主权，可以大胆变革、创新，以提高护理服务质量。

第二节　护理管理的相关理论

一、古典管理理论

（一）泰勒的科学管理理论

美国的弗雷德里克·泰勒是科学管理学派的奠基人。在产业革命以后，改进工厂的管理、提高效率、解决劳资双方的矛盾是管理学家迫切需要解决的问题。泰勒在科学管理理论上的主要贡献是：有关工作定额方面的时间与动作研究；有关工作能力与工作相适应的人员合理适用研究；有关提高工作效率的工具标准化研究；有关劳资方面的工资制度的研究；有关组织方面的计划与执行部门、职能部门的研究。

泰勒虽然运用时间研究以及根据科学的方法对工作进行甄选、训练及培养，使得工作成果增加，但是他的管理过程过分强调工作场所及方法，而忽略了组织整体。同时，也由于他高估薪酬对工人的重要性，而忽略了组织中社会满足的重要，因此引起劳工组织激烈的反对，因为他们认为，泰勒的科学管理方法使工人有如机器般工作，奖金又迫使工人必须保持高水准的绩效，而生产力增加的成果对业主的利益大于雇工。不过，无论其缺点如何，不可否认科学管理是管理工作科学化、系统化的开端，是管理理论发展史上重要的里程碑。科学管理理论在护理管理中的应用包括以下六个方面。

（1）以科学的研究方法对各项护理业务的改进进行探讨。

（2）各阶层的护理管理者有其特定的职责，各班护理人员也有固定的角色与功能，护士长负责护理单元业务的统筹、规划、控制等事宜。

（3）进行护理人员的甄选、分配、训练和再教育。

（4）部分护理工作标准化。

（5）护理管理人员的管理、领导能力训练。

（6）建立奖励制度和绩效考核。

（二）法约尔的管理过程理论

与科学管理理论并肩而行的另一管理理论是管理过程理论。它不同于科学管理学派的标准化、制度化，而是探讨如何使管理过程合理有效等问题，法约尔是此学派中的代表人物。

法约尔在《工业管理与一般管理》一书中指出，管理过程可分为规划、组织、指挥、协调及控制 5 项功能，并提出如下 14 项管理原则。

（1）合理的分工。

（2）权责的对应。

（3）严明的纪律。

（4）统一指挥。

（5）目标与计划一致。

（6）集体利益重于个人利益。

（7）公平合理的奖酬原则。

（8）权力应予以集中。

（9）良好的等级系统状态。

（10）良好的工作秩序。

（11）对雇员一视同仁。

（12）人员的相对稳定。

（13）鼓励和发展下属。

（14）养成团体意识与合作精神。

法约尔对管理过程的职能划分，为近代管理学科的研究提供了理论框架，也为现代管理科学理论体系的形成奠定了牢固的基础。其一般性管理理论的提出，扩展了管理理论的领域，为社会各种组织的管理活动提供了科学依据。

管理过程理论在护理管理中的应用：①强调护理管理者必须负责本单位内各项工作的规划、组织、领导、协调与控制等事宜；②有正式的护理管理组织，每一阶层有其职责，每一员工有一主管，每人的权利与责任对等，并将工作进行分工，护理部主任是最高的护理主管，各单位都朝护理部的目标努力；③护理部及各单位都设有奖惩方法，强调奖罚分明，并设有留任措施，以减少护理人员的流动；④护理工作是团队的工作，所以强调团队的合作；⑤有一套固定的员工薪资办法，使员工的薪劳公平化；⑥通过制定护理技术手册，使护理技术一致化，并成为正式的工作说明单。

（三）韦伯的行政组织理论

韦伯在古典管理组织上的最大贡献是在他的代表作《社会组织和经济组织理论》一书中提出的"理想的行政组织模式"理论，该模式具有以下特点。

（1）明确的组织分工，即每一职位都应有明确规定的权利和义务。

（2）自上而下的等级体系，即权职应按照等级原则建立指挥系统。

（3）合理任用人员，即任用人员完全要通过职务的要求，经过考核和教育训练来执行。

（4）建立职业性的管理人员制度，即管理人员应有固定的薪金和明文规定的升迁制度，并作为一种职业人员去对待。

（5）建立严格的、不受各种因素影响的规则和纪律。

（6）建立理性的行动准则，即人与人之间的关系只有职位的区别，不应受个人情感的影响，人与人之间应具有一种不偏不倚的态度。

二、行为科学理论

（一）福莱特的管理理论

福莱特是美国管理学家，其观点主要集中在她的《新国家》《创造性的经验》等著作中，其内容可归纳为四点：①通过利益的结合去减少冲突；②变服从个人权力为遵循形式规律；③通过协作和控制去达到目标；④领导应以领导的拥护者的相互影响为基础。

（二）孟斯特伯格的工业心理学理论

孟斯特伯格是德国人，他在管理方面的最大贡献是首先把心理学知识与测试方法应用于工商管理实践中，他批评过去的管理者只注重人的体力与技能，却忽视了人的智力与心理状态，这实质上是一个严重的错误，他认为人员选用的同时就应该考虑到"职业要求"和"个人心智"，并用测验方法加以确定。他在《心理学与工业效率》一书中，明确指出了实践心理学应系统地应用在人员的选用上，其目的是要发现：①如何使每个人的心理特征适合于他的工作；②什么样的心理状态下能使每个人达到最高效率；③什么方法的刺激才能诱导人们去达到最满意的产量和最高的效率。

（三）梅奥的人际关系理论

梅奥在他所著的《工业文明中的人类问题》一书中提出了"人际关系的思想"，主要内容可归纳为以下四个方面。

（1）以前的管理把人视为"经纪人"，认为金钱是刺激积极性的唯一动力，而霍桑试验证明人是"社会人"，是受社会和心理因素影响的。

（2）以前的管理认为生产效率主要受工作方法和条件的限制，而霍桑试验证明生产的效率主要取决于工人的积极性、职工的家庭和社会生活及组织内部人与人之间的关系。

（3）以前的管理只注重管理组织机构、职能划分及规章制度的建立，而霍桑试验发现除了正式的团体和组织外，职工中还存在各种非正式的小团体，并且这种无形的组织有它的情感影响力，能左右其成员的行为活动。

（4）以前的管理只强调管理的强制作用，而霍桑试验发现新型有效的领导，应该是提高职工的满足感、善于倾听和沟通工人的意见，使人们的情感和需要发生转变。

（四）马斯洛的人类需要层次理论

马斯洛提出人有 5 种需要，是依次要求、依次满足、递级上升的 5 个层次，这 5 种需要是：①生理的需要；②安全的需要；③社会交往（爱和所属）的需要；④自尊和受人尊重的需要；⑤自我实现的需要。当需要未被满足时，就可以成为激励的起点。马斯洛的人类需要层次理论为研究人类行为的产生和发展规律奠定了基础，在国内外管理中得到了广泛的应用。

（五）路因的人类行为领域

路因主张一个员工的行为受到员工的性格、工作群体的结构以及工作场所的工作气氛三者互动的影响。其主要观点如下。

（1）群体是一种非正式组织，是处于相对平衡状态的一种"力场"，群体行为就是各种相互影响的力的结合，这些力也修正个人行为。

（2）群体形成有从属的目标。

（3）群体的内聚力，即群体对每一成员的吸引程度。它可用每个成员对群体的忠诚、责任感、对外来攻击的防御、友谊和志趣相投等态度来说明。

（4）群体有本身的规范。

（5）群体的结构。在非正式群体中，包括正式成员、非正式成员、领导成员和孤立者，其中领导成员重视保持群体的团结及组织结构。

（6）群体领导方式有 3 种，即专制的、民主的、自由放任的，各有不同效果。

（7）群体的领导者要创造条件促使参加者作出贡献。

（8）群体中的团结包括消除紧张、同意、提建议、确定方向、征求意见、不同意、造成紧张、对立等行为。

（9）基本团队趋向于规模较小，以便成员间相互交往的团队。

三、现代管理理论

（一）管理科学学派

管理科学在狭义上是指制定数学和统计模型，并通过电子计算机应用于管理，使管理工作中大量的数字筹算、统计、决策、检索及大型复杂的控制等问题简单化，降低不确定性，不仅节省人力、物力，而且提高了精确度。

管理科学学派具有这样的特征：①以决策为主要着眼点，通过数学分析求得最优决策；②以经济效果标准作为评价的依据；③依靠数学模型和电子计算机作为处理和解决问题的方法和手段。

（二）系统管理学派

系统理论学派提倡将管理的对象视为系统，从系统的整体性出发进行管理活动。系统管理学派的主要观点如下。

（1）管理系统是一个由人、财、物、信息等要素构成的有机整体，各要素之间相互影响、相互作用，领导人员的责任在于保持各要素间的动态平衡和相对稳定。

（2）管理系统是一个开放式系统，与外界环境有着密切的联系，管理人员在制订计划时应考虑市场、服务和盈利。

（3）管理系统是一个输入、输出系统，输入的是人力、物质、信息和时间等要素，输出的是产品、服务和盈利。

系统理论为护理管理人员提供了一种独到的见解，打开了新的思想领域，在护理上应用很广泛，护理组织系统内的人员组成、层级结构、职务权责的分界，以及各种护理活动，如使用护理计划、患者分类、人力规划、排班、护理品质改进等都是系统理论的应用。

第三节　护理人员管理

一、护理人员的角色职责

（一）护理人员不同的角色职责

角色职责的概念是在护理组织中，任何一个被委任的护理职位，组织给其确立的被期望的行为。护理管理中，人员配备所涉及的人就是护理人员，不同角色的护理人员按照受教育的程度、工作经历不同，其职务、职称、职责、任务不同。在实际工作中，各级各类医院又按照所在地区、所担负任务和工作范围不同，规定了具体的岗位职责。这些职责不仅是各级工作人员开展工作的具体依据，而且也是护理管理中人员配备时，选拔、培训、考评的具体依据。

（二）现代护理工作范围扩大和护士角色延伸

1.护理工作范围扩大的原因

主要有以下四点：①科技进步和医疗技术的飞速发展，使护理学增添了新内容；②人类对疾病健康认识的改变，要求人们有自我保健的知识，给护理提出了新的任务；③医学模式从生物医学模式向生物—心理—社会医学模式发展，要求护理人员在更大范围开展工作，实施整体护理；④社会的进步和经济进步，提出了意外伤害（如车祸）、环境污染、精神紧张、饮食卫生等新的医学课题。受以上四个方面的影响，护理工作发展为有一定自主性、工作范围更为广泛的独立专业，护士的职责也扩大为"促进健康，预防疾病，恢复健康，减轻痛苦"。近 30 年来，护理学充实了许多新理论和学说，进一步加快了这种变化。

2.护士角色延伸的内容

现代护士的角色已使护理工作的对象从单纯在医院中为患者服务扩大到社会人群；从针对疾病护理到整体身心护理；从临床治疗时期扩大到康复以至健康保健。目前我国护士角色也延伸扩大到预防保健机构，如卫生防疫站、妇幼保健院、结核病防治所、大学及工矿企业保健科、各医院地段保健科、家庭病房管理等部门。

二、护理人员的合理编制

人员的编制和分工是一门科学，它来自实践又服务于实践。它必须符合社会发展客观规律的需要。护理人员编制的合理与否，直接影响到护理工作的质量。随着医药卫生事业的发展，护理工作的质与量及服务范围都起了相应的变化，护理人员不但要完成大量的科学技术工作，进行防病治病，而且要以高度娴熟的技巧，提高人体调节生理、心理功能和适应环境的能力。医院护理工作要为患者提供昼夜不间断的护理服务。因此，必须配备一定数量而且具有相当水平的护理人员，进行组织调度管理。在实际工作中配备什么水平和多少数量的护理人员主要受以下因素的影响。

（一）工作量

护理工作量的多少、任务的轻重可以协助预计所需工作人员数。护理工作量是由多方面确定的，计算方法也较烦琐，但是其可以较直观地反映在几种指标上，如床位使用率，住院患者手术率，一、二、三级护理患者各占床位的百分比，监护病房平均床位使用率等，这些都会对人员的编制及分工产生影响。

（二）患者的护理需要

患者的护理需要依患者的分类不同有所区别，我国目前将患者的护理需要分为一、二、三级，根据分级患者分别接受不同等级的直接护理和间接护理。各医院护理部制定的护理质量标准和要求，是这种需要的体现，其也是影响护理人员编制的因素。患者的护理需要还与社会影响有关，并受上级护理行政单位所给予的政策、指示及护理行政管理人员的素质能力制约。

（三）护理人员的能力

人员训练有素，技术理论水平高，操作熟练，经验丰富，就可以保证工作质量，提高工作效率，否则就会增加工作障碍，降低效率。另外，人员的能力还包括体力因素、年龄结构，应选择能力、资历、思想品质与工作任务相称、能级对应的工作人员。

（四）其他因素

1.管理水平

医院工作是一个完整的系统，医护及后勤工作互相关联，只有紧密配合，统一指挥，才能保证工作正常进行。

2.工作条件

工作条件包括医院的建筑布局（集中还是分散）、设备设施条件（自动化、机械化程度）、自然条件（季节影响、天气状况影响人群发病率的不同）、医院的位置、交通等方面的问题，工作条件差的相对需要人员多。

3.现行政策

现行政策如人事管理、工资、病假、事假、产假、劳保、职工培训及工作时间内学习等政策、制度都影响编制。由于医院从事护理工作的多是女性，有其生理上的特点，工作中需要昼夜值班，生活不够规律，体力消耗大，病、产假，休假，缺勤较多；加之抢救、特护、临时值班、业务学习、人员培训等情况，配备人员时应有一定比例的机动数，才能适应工作的需要，保证工作质量。

4.社会影响

社会影响包括患者受教育的背景、医院之间的竞争、科技进步、自然或人为灾害、医院所在地居民经济状况、职业分布、人群年龄特征等。

三、护理人员的分工

护理人员的合理分工是保证实施组织管理的重要措施，分工合理就能充分调动每一个人的积极性，使人人按照组织目标进行工作，保证组织目标的实现。主要有以下几种分工方式。

（一）按行政职务分工

按行政职务分工，即按护理人员所担任的职务进行分工。这种职务是从行政管理角度出发划分的，如护理副院长、护理部主任和副主任、科护士长、夜班总护士长、护士长及护士。各种职务国家均有规定的职责范围。

（二）按技术职务分工

目前我国的护理技术职务系列分为主任护师、副主任护师、主管护师、护师、护士几个级别，各级也有国家规定的职责范围。

（三）按护理方式分工

随着医疗卫生事业的进步及护理管理的发展，护理方式也出现了变化。根据我国目前护理工作的开展情况，主要有以下 5 种护理方式，这些方式各有自己的理论和原则，各有优缺点，在实际工作中选择护理方式时，应考虑所在单位性质、人员、经费及患者等具体情况，不要盲目取舍。

1.个案护理

个案护理是由一名护士负责一个或几个患者的全面护理。在医院中这种方式多用于护士长安排护士专门负责病情较重的患者的护理，也有患者聘请特护给予完全的照顾，由护士长进行评估和鉴定。优点：护士可以与患者直接交流，护患之间关系融洽；负责护士有一定的自主权，可以把护理内容和护理方法协调得更好；易明确职责、任务，有利于保证工作质量和加强护士的责任心。缺点：需要人多，花费大。

2.功能制护理

功能制护理是以工作为中心进行岗位分工，护士根据医嘱完成各项护理任务，如治疗、给药、生活护理等，对患者的护理计划是由各位护理人员相互协作共同完成。护士按操作程序与工作标准工作，较少考虑患者的心理因素及其管理的有关问题。优点是节约人员和经费，节省时间，所需器械少，工作任务明确。其缺点是护理人员对患者的病情缺乏整体了解，易忽视心理护理，对患者护理的连续性差，重复性劳动易导致护理人员疲劳、厌烦，进取心下降。

3.小组护理

小组护理是由一组护士负责一组患者的护理。小组一般由3～4人组成，负责若干个患者的护理，小组负责人要具有一定的管理经验和技能，小组成员可由护师、护士、护理员等不同人员组成（有的也有医生参加）。优点：护理人员责任心加强，对患者情况的掌握较全面，可以按小组计划进行护理。缺点：需较多人力和设备，对患者的护理仍不够全面。

4.责任制护理

责任制护理是一种能提供患者整体性与连续性护理的护理方式。责任护士提供患者从入院到出院的连续性护理，在患者住院期间实行8 h在班24 h负责制。责任护士是主体，可直接向医生报告工作，并与其他工作人员、家属等沟通。责任护士不在班时，有辅助护士（或其他责任护士）代为负责。护士长是咨询与协调者。它的实行改变了以往护士只是简单的医嘱执行人的状况，更系统、科学地发挥了护理的功能。优点：护士的责任感加强，处理患者问题更直接更迅速，改进了服务态度，密切了护患关系；护理工作的连续性加强，护理质量提高；促进了护理人员学习的积极性和自觉性，有利于提高业务水平；有利于各方面协作，改善了医护关系。缺点：人力、物力需求增多，经费消耗大，常受编制、人员素质等方面的限制。

5.系统化整体护理

系统化整体护理是以护理程序为核心，并将护理程序系统化，在护理哲理、护士职责与评价、标准化护理计划、患者教育计划、各种护理表格书写及护理质控各环节都以护理程序为框架，环环相扣，整体协调一致，以确保护理服务水平的全面提高与维持。这种护理方式的分工方式是每班（白班、大小夜班）都由主管护士、专业护士、助理护士组成，从而保证了患者在 24 h 内都能得到连续的整体护理，其系统性较责任制护理更好，在管理上也更灵活、更合理，其存在的问题与不足和责任制护理基本相同。

（四）合理排班

护理工作中的排班是护理组织管理工作中有关人员配备方面的具体问题，也是护士长工作的重要内容。护理工作需要根据工作任务，结合人力、时间情况进行科学的、周密细致的安排，使各班工作紧密衔接保持连续性。合理排班既可使领导掌握各班的重点工作，又可使护理人员明确职责范围，各负其责，并使各项工作能够惯性运行。

1.排班原则

（1）护理排班应以患者的护理需要为中心，适应护理工作连续性，各班次紧密衔接，24 h 不能间断，合理有效地安排人力，注意有利于医疗、预防、教学、科研工作的顺利进行，统筹兼顾。

（2）充分掌握工作规律，分清主次缓急，做到人员合理搭配，全面安排。应使护师、护士、卫生员的工作互不重叠、互不干扰，使护理工作既可保证重点，又能照顾一般。

（3）保持各班工作量的均衡，按工作量安排人力，使每个人充分发挥效能。工作量大的部门，工作忙时应增加人力，使患者得到及时、正确的治疗。

（4）护理工作要有计划，但又应能根据变化的情况进行调整，应常备机动人员，以便随时调配。

（5）应在一定时间内保持人员的稳定性，提倡倒班制。

2.排班方法

根据医院的类型和科室的不同任务，排班方法可以不同。各单位实行的排班方法，都在一定程度上体现了这种特点和差异，同时也得到了本单位工作人员的认同，所以不宜限制采用哪几种。

四、护理部的组织与工作

护理部作为医院的一个职能部门，既是医院的参谋机构，又是管理机构，负责组织实施与管理护理临床、科研、教学等工作，处于承上启下的枢纽地位。为保证各项任务的完成，护理部的组织结构和人员配置必须科学、合理，以体现高素质、高效率为原则。

（一）护理部的组织结构

护理部设主任 1 人，助理员（干事）若干人。根据医院的规模与任务，护理部可设副主任。理想的护理部，除主任、副主任外，应设 2～3 个科，每科编配科长 1 人，助理员（干事）1～2 人。

（二）护理部的作用、特点和任务

1.护理部的作用

（1）参谋助手作用。现代医院管理日趋复杂多变，护理部作为医院的职能机构应主动当好院领导的参谋、助手。一是根据护理工作的规律、特点和任务，在调查研究的基础上，定期分析估计护理工作形势，及时提供有关资料、信息及建设性意见，为领导决策服务。二是在贯彻实施领导决策的过程中主动搞好跟踪检查，及时发现问题，反馈信息，为院领导调整计划提供科学依据，为实现医院总目标服务。

（2）组织指挥作用。按照医院组织结构的规定，护理部虽然不是一级领导层次，无指挥命令权限，但在院领导授权下，在业务工作范围内可行使组织指挥职能。例如，对护理活动中的人、财、物、时间和信息等卫生资源进行合理组织，使人尽其才，物尽其用；对全院临床护理、教育与科研等工作统筹安排，进行有效的指挥、领导和监督等。

（3）协调沟通作用。医院的护理组织机构是一个由各个相互联系又相互区别的专业组成的多层次的有机整体，不仅内部关系错综复杂，而且与外界环境也有着千丝万缕的联系。

因此，协调各种关系和沟通各方面的信息，建立和维持医院良好的内外关系，使护理工作保持惯性运行是护理部经常性的重要工作。

2.护理部的工作特点

（1）政策性。护理部是贯彻医院方针政策、制定护理规章制度和质量标准的重要部门，承担着反映情况、传递信息、处理事务、答复问题等政策性很强的工作。所以护理部人员要有很强的政策观念，在办事情、处理问题时，必须严格遵守国家的政策法令和医院的规定。

（2）专业性。护理部承担医院护理学科技建设与管理的重任，不仅本身专业性很强，而且管理的对象也具有不同的专业特点。因此，必须按专业工作的特点和规律，采用科学的管理思想、手段和方法，才能保证管理目标的实现。

（3）广泛性。为临床第一线服务是对护理部工作的基本要求，也是护理部工作的显著特点之一。临床护理工作所需保障涉及的范围相当广泛，包括技术保障、物资保障、生活服务保障、病区环境保障、安全保障等，这些都需要护理部统筹和安排。

（4）随机性。医院护理服务的对象是伤病员，由于病情常常瞬息万变，再加上难以预料的突发灾害事件，这就决定了护理工作随机性大。护理部要加强工作的预见性，在制订计划、安排工作时一定要留有余地，以保证一旦遇到突发情况时能应付自如，不影响正常工作的顺利进行。

（5）事务性。护理部承担着大量来自医院内外的繁杂事务的处理任务，如来信来访、纠纷事故的处理等，这些事务处理费时、费力，有些还十分棘手。因此，护理部必须提高处理事务的能力与效率，尽量从事务堆里解脱出来，集中精力抓好临床护理工作。

3.护理部的任务

（1）负责医院护理工作计划的制订、实施、检查和总结。

（2）制定和贯彻执行护理工作制度、常规、标准，不断提高护理质量，抓好护理安全，预防事故。

（3）合理地配置和使用护理资源。

（4）组织护理科研和业务技术训练，不断提高护理技术水平，负责护理人员的考核、奖惩。

（5）抓好护理技术建设，发展医院护理技术。

（6）搞好病区管理，组织昼夜不间断地对患者进行护理，并与医生密切配合，共同完成医疗业务。

（三）护理部人员结构及要求

护理部人员的素质是指胜任护理部工作应具备的基本条件或内在因素。一个高效率、高管理水平的护理部，不仅需要具有科学合理的结构，而且还要具有与其职能相应的人员群体素质，它是决定管理活动成败的重要因素。

1.护理部主任

护理部主任是医院护理管理的核心人物，其素质和能力对整个医院的护理管理工作起着举足轻重的影响，因此对护理部主任的素质和能力要求较高。

（1）品德修养要求：良好的品德，包括正直、谦虚、热诚豁达，做到办事公道认真，一丝不苟，言出必行；待人热情和蔼，有将帅胸怀，有进取心、自信心，又适度地谦逊。

（2）学历及经历要求：必须受过良好的教育，具有胜任本岗位工作要求的最低学历或同等学历，最好具有硕士以上学位，副主任护师以上职称，担任过护士长或科士长等职位，有较丰富的临床护理和护理管理经验。

（3）知识要求：现代管理活动要求管理者具有足够的知识跨度。知识面越广，考虑问题越全面，理解问题越深刻。护理部主任要努力把自己培养成为具有"T"型知识的人才，即纵向上具有造诣比较深的专业知识和技能，横向上具有广博的相关学科知识。

（4）能力要求：领导工作是否有效，很大程度上取决于领导工作能力的高低。护理部主任应具备的能力是：①组织能力。具有较强的理解判断力，既能领会上级有关方针、政策、文件指令、目标任务，对工作中的具体问题进行分析、综合，做出正确判断；又能从医院护理管理的整体出发，对方向性、全局性重大问题进行决策，对护理管理工作进行研究、开发、改革创新，并善于协调医院各部门及人员之间的关系。②社交能力。著名教育家卡耐基认为一个人在世界上生存、发展、获得成功，第一靠的是专业知识、专业技能，第二靠的是人际关系、处世技巧。作为护理部主任所处的特殊地位，与人的交往显得特别重要，如何在千变万化、错综复杂的社会交往中，被别人接纳，受到别人的欢迎和尊重，已成为摆在护理部主任面前的一个重要课题。所以，护理部主任为了工作发展，应善于与人交往，善于领会别人的意图，并善于以对方能够接受的方式把自己的意见传达给别人，让别人充分理解自己的想法和意见，这是护理部主任成功和发展的阶梯。③表达能力。指语言、文字表达能力和教学能力，它看似简单，实际上是一门复杂的学问。作为护理部主任，有着数不清的讲解示范、集体演讲、课堂授课的机会，应当注意语言技巧，珍惜讲话机会，总结演讲经验，提高口头表达能力。一般而言，富于情感，注意抑扬顿挫又言简意赅、妙趣横生的讲演，一上场就能抓住听者的心理，调动人们的兴趣，这种具有吸引力、感召力的演讲，达到了炉火纯青的境界，人们想听、爱听。护理部主任在起草文件、报告，编写计划，撰写论文或论著等方面都需要有较好的文字水平。所以，表达能力对于护理部主任来说是极其重要的。

（5）健康和气质：现代管理实践要求管理者既要具有丰富的经验，又要有健壮的体魄和充沛的精力。年轻者在体力、精力和智力上占有优势，但经验和学识不足；年老者经验丰富，但体衰精力不济。一般认为，管理者以壮盛之年最为适宜。气质风度是优秀素质的外在表现，它能引起对方的注意，获得对方的尊敬和配合，吸引他人团结在自己周围。作为一个经常出入公共场所、抛头露面的护理部主任，应注意自己的仪容、风度和气质。端庄的仪表、得体的衣着和举止，使护理部主任既具有庄重、威严的风度，又有和蔼可亲、平易近人的魅力。这样与人相处时对方感到快慰和幸会，别人因能与你接触或共事而感到由衷的高兴，你时时处处都在影响和改变着他人。

2.护理部助理员（干事）

助理员（干事）是护理部主任的参谋，按照任务分工，包括抓好临床护理质量，科研与教学，管理好信息资源，处理机关日常事务等。任务繁杂，工作量大，素质要求高。助理员应具有较高的觉悟，有崇高的理想，有责任心、事业心；受过系统的专业培训，有坚实的业务基础和广博的知识；有健全的性格，稳定的情绪，良好的体力；有较强的组织能力和表达协调能力，所有这些都是护理部助理员（干事）做好工作的必备条件。

3.护理部人员群体素质要求

护理部由群体组成，仅强调每个人的个人素质还不够，还应重视人员结构的优化问题，也就是说，护理部成员在各种素质方面的构成比例和组合状况，要按照人才结合、功能互补的原则配备人员。

（1）合理的能力特长结构：每个护理部主任都希望自己的助理员（干事）有能力，工作起来得心应手，但实际工作中，样样都强的人是不存在的。护理部成员应该有的善于运筹，有的善于决策，有的善于对外开拓，有的善于协调人际关系，有的能坐镇控制，这样就可以做到能力互补，形成合理的能力结构。

（2）协调的气质性格结构：气质、性格相同或者相近，这样的人容易互相欣赏，找到共同语言，工作容易想到一块，达成一致。护理部成员在这方面肯定有差异，有人说话直爽，办事果断，有人处事谨慎，考虑问题周到；有的人工作大刀阔斧，雷厉风行，而有的人则精雕细刻，有条不紊，处事沉稳。这就需要相互抑制和补充，做到相互了解，互敬互让，求大同存小异，并在相容的基础上，以人之长补己之短，实现协调。

（3）梯形的年龄层次结构：不同年龄的人有不同的特点，年长者经验丰富，深谋远虑，善于处理复杂问题和应付复杂局面；中年人年富力强，是中流砥柱，兼有青、老干部的长处；年轻干部朝气蓬勃，充满活力，思维敏捷，富于创造性。最理想的年龄结构是老、中、青结合且适当放大中、青年的比例。护理部成员的级别、职称结构也要形成梯次，而建立合理且适时的晋升制度与流动制度，则有利于组织成员形成梯次。若护理部成员都在同一层次，则易造成"两虎相争"互相抵消的局面。

总之，护理部要根据工作需要，实行群体结构的优化组合，才能最大限度地发挥团结协作的效能。

第二章　内科疾病护理

第一节　呼吸内科疾病

一、支气管哮喘患者的护理

（一）概述

支气管哮喘（简称哮喘）是一种以嗜酸性粒细胞和肥大细胞反应为主的气道变应性炎症和以气道高反应性为特征的疾病。临床上以出现不同程度的可逆性气道阻塞为特征，表现为反复发作的呼气性呼吸困难伴哮鸣音、胸闷或咳嗽，症状可自行或经治疗后缓解。

（二）临床表现

1.症状和体征

发作前常有先兆，如鼻痒、打喷嚏、干咳、流泪等，随后出现呼气性呼吸困难伴哮鸣音，持续数分钟至数小时后随着大量稀薄痰液的咳出或经药物治疗后缓解，部分患者可在夜间及凌晨发作。发作时呼吸幅度减小、频率加快，脉搏加快，颈静脉怒张，胸部呈过度充气状态，肺部叩诊呈过清音，有广泛哮鸣音，呼气延长，缓解后体征可消失。

2.临床类型

（1）外源性哮喘：春秋季节发病多，多在青少年起病，半数患者有过敏史。

（2）内源性哮喘：冬季发病较多，多见于成年人。哮喘多发生于呼吸道感染后，常先有咳嗽、咳痰史，随着咳嗽加剧逐渐出现哮喘。

（3）混合性哮喘：哮喘的诱发因素既有过敏因素又有感染因素，临床表现复杂，哮喘可长年存在。

（4）重症哮喘（哮喘持续状态）：指严重的哮喘发作持续24小时以上，经一般支气管舒张剂治疗不缓解者。常因呼吸道感染未控制、变应原未消除、痰液黏稠阻塞细支气管、精神紧张、肾上腺皮质功能不全，伴发酸中毒、肺不张、自发性气胸等引起。表现为端坐呼吸、面色苍白或发绀、大汗淋漓、极度烦躁，呼吸频率超过 30 次/分，收缩压下降，出现奇脉，甚至出现呼吸、循环衰竭。

（三）有关检查

1.血常规检查

发作时嗜酸性粒细胞百分比增高，合并感染时白细胞总数及中性粒细胞百分比增高。外源性哮喘血清 IgE 增高。

2.痰涂片检查

可见大量嗜酸性粒细胞、黏液栓。

3.动脉血气分析

早期氧分压（PaO_2）下降、二氧化碳分压（$PaCO_2$）下降，重症哮喘 $PaCO_2$ 升高。

4.X 线检查

发作时可见两肺透亮度增加，缓解期无明显异常。

5.肺功能检查

有关呼气流速的全部指标均显著下降。

（四）防治

防治原则：消除病因、控制症状及防止复发。

1.消除病因

去除变应原和诱发哮喘的各种因素。

2.支气管舒张药

（1）β_2 肾上腺素受体激动剂：该类药物治疗速发型哮喘反应（IAR）效果显著，而对迟发型哮喘反应（LAR）无效。短效的吸入型 β_2 受体激动剂是治疗哮喘急性发作和预防性治疗运动诱发哮喘的首选药物。β_2 受体激动剂的缓释和控释口服剂可明显延长作用维持时间，并能较好地维持有效血药浓度，故常用于夜间哮喘发作患者。

（2）茶碱类：茶碱具有扩张支气管、抗炎和免疫调节作用。常用药物有氨茶碱，常口服或加入 50%葡萄糖注射液稀释后缓慢静脉注射，也可加入 5%葡萄糖注射液 500mL 内静脉点滴。

（3）抗胆碱药：吸入型抗胆碱药物，可阻断节后神经元传出的迷走神经通路，降低气道内的迷走神经张力而扩张支气管，也可阻断吸入性刺激物所引起的反射性支气管收缩。常用药物为异丙托溴铵，每次吸入 20～80μg，每日 3～4 次。

3.抗炎药物

（1）糖皮质激素：是目前治疗哮喘最有效的抗炎药物，有较强的抗过敏作用，但不良反应多，仅适用于哮喘持续状态或应用其他平喘药无效的重症哮喘患者。常用泼尼松口服，重症先静脉给予地塞米松或氢化可的松，病情控制后即减量或改为口服，一般不宜长期用药。吸入治疗是目前推荐长期抗炎治疗哮喘的最常用方法，常用药物有二丙酸培氯米松。

（2）色甘酸钠：可稳定肥大细胞膜，对肺泡巨噬细胞、嗜酸性粒细胞、中性粒细胞和单核细胞等炎症细胞具有细胞选择性和介质选择性抑制作用，对预防运动和变应原诱发的哮喘最有效。

（3）抗生素：伴有呼吸道感染者，可应用磺胺类药物或青霉素等。

（五）护理诊断/问题

1.低效性呼吸型态

与支气管平滑肌痉挛、气道炎症、气道阻塞和气道高反应性有关。

2.清理呼吸道无效

与支气管痉挛、痰液多而黏稠、疲乏有关。

3.焦虑

与哮喘发作有关。

4.知识缺乏

缺乏哮喘发病过程及防治方面的相关知识。

5.潜在并发症

呼吸衰竭，自发性气胸。

（六）护理措施

1.心理护理

提供良好的心理支持，消除发作时的紧张、恐惧心理，使病情缓解。

2.休息

提供安静、舒适、冷暖适宜的环境，室内不放置花草、地毯，不用羽毛枕头、羊毛毯，避免接触一切可疑的变应原。协助患者取舒适体位，对端坐呼吸者提供床旁桌做支撑，减少体力消耗。

3.氧疗

指导患者进行缓慢的深呼吸，鼻导管吸氧，氧流量2～5L/min，重症哮喘患者如有明显肺气肿伴有二氧化碳潴留时应持续低流量吸氧，氧流量1～2L/min。吸氧时应注意呼吸道的湿化、保暖和通畅，避免气道干燥和寒冷气流的刺激而导致气道痉挛。

4.饮食护理

提供高热量、清淡、易消化饮食，忌食鱼、虾、蛋、牛奶等易过敏食物。

5.协助排痰

教会患者掌握深呼吸和有效咳嗽、咳痰的技巧，协助翻身拍背，遵医嘱给予痰液稀释剂，必要时吸痰或机械通气。鼓励患者多饮水，2500～3000mL/d，以补充丢失的水分，稀释痰液，改善呼吸功能。重症哮喘静脉输液，一般输液量为2000～3000mL/d，输液速度40～50滴/分，并纠正电解质、酸碱失衡。哮喘患者用超声雾化吸入。

6.用药护理

遵医嘱用药，观察药物疗效及不良反应。①$β_2$受体激动剂：如沙丁胺醇、特布他林等，口服或气雾剂喷吸。不良反应为心悸、骨骼肌震颤。②氨茶碱：用药时静脉注射浓度不宜过高，速度不宜过快，注射时间应在10分钟以上，以免引起心律失常、血压骤降或猝死。③糖皮质激素：用药期间注意观察和预防不良反应，指导患者正确使用雾化吸入器，嘱患者喷药后漱口，以防口咽部真菌感染。

7.观察病情，防治并发症

观察患者呼吸的频率、深度、类型及呼吸困难的程度，监测呼吸音、哮鸣音的变化，监测动脉血气分析结果、肺功能指标等，以了解病情、治疗效果及有无呼吸衰竭、自发性气胸等并发症。哮喘常在夜间发作，夜班护士应加强巡视和观察。

（七）健康教育

1.预防哮喘复发

（1）避免接触变应原及非特异性刺激物。

（2）应用脱敏疗法治疗外源性哮喘和混合性哮喘。

（3）应用色甘酸钠预防发作。

（4）应用免疫增强剂，如在发作季节前开始使用哮喘菌苗。

2.缓解期自我护理

（1）向患者及其家属介绍哮喘的基本知识，帮助寻找及避开变应原。

（2）避免鱼、虾、牛奶、蛋等易过敏的食物及刺激性食物，戒烟酒，尽量不用可能诱发哮喘的药物，如阿司匹林、普萘洛尔等。

（3）预防呼吸道感染。

（4）避免强烈的精神刺激和剧烈运动。

（5）做好哮喘记录或写哮喘日记，有条件者利用峰速仪来监测自我的呼气峰流速值（PE-FR），为治疗和预防提供参考资料。

（6）嘱患者随身携带止喘气雾剂，出现发作先兆时，应立即吸入。

二、慢性支气管炎、慢性阻塞性肺气肿患者的护理

（一）概述

慢性支气管炎（简称慢支）是指气管、支气管黏膜及其周围组织的慢性非特异性炎症。临床上以长期咳嗽、咳痰或伴有喘息及反复发作为特征。慢性阻塞性肺气肿是指终末细支气管远端（呼吸性细支气管、肺泡管、肺泡囊和肺泡）的气道弹性减退、过度膨胀、充气和肺容积增大，或同时伴有气道壁破坏和肺功能退化的慢性肺部疾病。临床上将慢性支气

管炎、慢性阻塞性肺气肿这一类具有气道阻塞特征的疾病统称为慢性阻塞性肺疾病（COPD）。

（二）临床表现

1.慢性支气管炎

（1）症状和体征：主要症状为反复发作的咳嗽、咳痰、喘息。轻症患者仅有轻微咳嗽及少量黏液。急性发作时，咳嗽频繁且加重，以清晨及夜间明显。痰为白色黏液痰及泡沫样痰，急性感染时痰液黏稠或呈脓性，痰量增加，咳嗽较剧烈时，痰中偶带血丝。部分患者有支气管痉挛，出现气喘。早期无明显体征，急性发作期在背部及两肺下部闻及散在干、湿啰音，喘息型可闻及哮鸣音。

（2）临床分型：临床分为 2 型。①单纯型，主要表现为咳嗽、咳痰。②喘息型，除咳嗽、咳痰外，尚有喘息，伴哮鸣音。

（3）临床分期：按病情进展分为 3 期。①急性发作期，指在一周内出现脓性或黏液性痰，痰量明显增加，或伴有发热等炎症表现，或"咳""痰""喘"等症状任何一项明显加剧。②慢性迁延期，指有不同程度的"咳""痰""喘"症状迁延 1 个月以上者。③临床缓解期，经治疗或临床缓解，症状基本消失或偶有轻微咳嗽、少量痰液，保持 2 个月以上者。

2.阻塞性肺气肿

（1）症状：在慢性咳嗽、咳痰的基础上出现进行性加重的呼吸困难。早期仅在体力劳动或上楼时有气急，逐渐发展成平地活动甚至静息时也感气急，严重时生活不能自理。

（2）体征：桶状胸，呼吸运动减弱，语颤减弱，肺部叩诊呈过清音，肺下界和肝浊音界下降，心浊音界缩小，听诊呼吸音减弱、呼气延长，并发感染时肺部有湿啰音。

（三）有关检查

1.X 线检查

早期可无异常。病变反复发作者，可见两肺纹理增粗、紊乱，呈网状或条索状、斑点状阴影，以下肺野较明显。

2.呼吸功能检查

早期无异常。发展到气道狭窄或阻塞时，出现阻塞性通气功能障碍，如第 1 秒用力呼气量占用力肺活量的比值<70%，最大通气量小于预计值的 80%，残气容积占肺总量的百分比增加。

3.血常规检查

急性发作期或并发肺部感染时，白细胞计数或中性粒细胞百分比增多。喘息型患者嗜酸性粒细胞百分比增多。缓解期多无变化。

4.痰液检查

涂片或培养可见肺炎球菌、流感嗜血杆菌、甲型链球菌及奈瑟球菌等。

（四）诊断

1.慢性支气管炎

慢性咳嗽、咳痰或伴有喘息，每年发作持续 3 个月，连续 2 年或以上，并能排除其他引起咳嗽、咳痰的疾病即可诊断为慢支。

2.慢性阻塞性肺气肿

根据慢性支气管炎等病史，肺气肿的症状和体征，X 线胸片及肺功能检查即可诊断。

（五）治疗

1.慢性支气管炎

急性发作期和慢性迁延期以控制感染为主。临床缓解期避免诱发因素，预防呼吸道感染，加强锻炼，提高机体免疫功能。

（1）积极控制感染：急性发作期选择有效抗生素治疗，如青霉素 G、红霉素及头孢菌素类等。轻者可口服，较重患者肌注或静脉滴注。

（2）祛痰镇咳：目的是改善症状。迁延期患者尤应坚持用药，以消除症状。对年老体弱，无力咳痰或痰量多者，应以祛痰为主，避免应用强烈镇咳药物，如可待因等，以免抑制呼吸中枢，加重呼吸道阻塞使病情恶化，常用药物如氯化铵合剂、祛痰灵、必嗽平等。

（3）解痉平喘：用于慢支喘息型的患者，可以舒张支气管平滑肌，解除痉挛，使痰液易排出。常选用氨茶碱、舒喘灵等。

2.阻塞性肺气肿

治疗的目的是增进肺泡通气量，改善呼吸功能，提高患者工作、生活能力。

（六）护理诊断/问题

1.清理呼吸道无效

与分泌物多而黏稠、咳嗽无力、支气管痉挛有关。

2.气体交换受损

与肺组织弹性下降、通气功能障碍有关。

3.营养失调，低于机体需要量

与食欲减退、能量消耗增加有关。

4.睡眠形态紊乱

与咳嗽、呼吸困难有关。

5.焦虑

与病程长、家庭支持不足或精神压力有关。

6.潜在并发症

自发性气胸，呼吸衰竭。

（七）护理措施

1.休息

根据患者的耐受力安排休息和活动，呼吸困难者取半卧位。

2.饮食

给予高热量、高蛋白、高维生素、清淡、易消化的食物。

3.促进排痰

（1）教会患者排痰的方法，协助患者翻身、拍背，指导其在深吸气后有意识地咳嗽。也可酌情采用胸部叩击、体位引流、吸痰等，以保持呼吸道通畅。

（2）对于痰较黏稠、不易咳出的患者，要鼓励多饮水，还可用气雾湿化吸入，以稀释气管内分泌物，有利排痰。

（3）指导患者正确的咳嗽方法，在咳嗽时按压胸壁以减轻咳嗽对肺泡造成的压力，防止自发性气胸。

（4）遵医嘱使用抗生素和祛痰、镇咳、解痉平喘药物，观察药物疗效及不良反应。避免使用强烈镇咳药，如可待因等，以免抑制呼吸中枢，加重呼吸道阻塞，使病情恶化。雾化吸入时，可用生理盐水加庆大霉素吸入抗感染；用生理盐水加α-糜蛋白酶吸入以稀释痰液；用生理盐水加沙丁胺醇等吸入解除支气管痉挛。

4.合理氧疗

急性发作伴低氧血症者给予鼻导管持续低流量（1~2L/min）、低浓度（25%~29%）吸氧，如病情需要可在应用呼吸兴奋剂刺激通气或使用呼吸机改善通气的条件下提高吸氧浓度。对因气道阻塞导致低氧血症和二氧化碳潴留的患者，提倡长期家庭氧疗，氧流量为2L/min，每天氧疗时间不少于15小时，睡眠时不可间歇，以防熟睡时呼吸中枢兴奋性更低或上呼吸道阻塞加重低氧血症。

5.指导缓解期患者进行呼吸肌功能锻炼

（1）腹式呼吸训练（膈肌训练）：患者取立位、半卧位或坐位，一手按在上腹部，另一手按在胸部，全身放松。用鼻深吸气，使腹部尽量隆起，胸部保持不动；用口缓缓呼气，使腹部尽量收缩，胸部保持最小活动状态。频率8~10次/分，每日进行数次锻炼，每次10~20分钟，长期坚持下去，使之成为不自觉的呼吸习惯。此法可增加腹肌和膈肌的活动，改善呼吸功能。

（2）缩唇呼吸锻炼：用鼻吸气，用口呼气。呼气时口唇缩拢（成鱼口状），并用手按压腹部，使气呼尽，呼出的气流以能使距离口唇15~20cm处，与口唇等高的蜡烛火焰倾斜而又不会熄灭为宜。吸气与呼气的时间之比为1:2或1:3。此项锻炼可提高呼气末肺泡压，防止小气道过早闭陷。

6.心理护理

由于病程长、反复急性发作，给患者及其家属带来较重的经济负担和精神压力，对治疗丧失信心。护士要针对患者现存的心理问题或思想顾虑，采取相应的护理措施。

7.全身运动锻炼

每天有计划地进行运动锻炼，如散步、慢跑、打太极拳、做气功等，以改善患者体质和呼吸功能。

（八）健康教育

1.疾病知识指导

向患者及其家属讲解本病发生的原因、诱因、防治措施及自我护理的方法；注意保暖，防止各种呼吸道感染；鼓励患者戒烟，改善环境卫生，加强劳动保护，避免吸入尘埃、刺激性气体。

2.生活指导

教育患者遵循饮食原则。指导患者坚持呼吸锻炼和全身运动锻炼，提高机体抵抗力，延缓病情的发展。

3.用药和保健指导

遵医嘱用药，坚持家庭氧疗，定期随访；教会患者及其家属促进排痰和观察病情的方法，若病情变化或出现并发症应及时就诊。

三、慢性肺源性心脏病患者的护理

（一）概述

慢性肺源性心脏病（简称慢性肺心病）是由于支气管、肺组织、胸廓或肺血管慢性病变所致的肺循环阻力增加、肺动脉高压，进而引起右心室肥大甚至发生右心衰竭的心脏病。

（二）临床表现

除原发病表现外，主要是心、肺功能损害的表现。根据其功能代偿状态可分为两期。

1.肺、心功能代偿期

主要为原发病的表现，如慢支、肺气肿的症状和体征；肺动脉瓣听诊区第二心音亢进，提示有肺动脉高压；剑突下见心脏搏动或三尖瓣听诊区出现II～III级收缩期吹风样杂音，提示有右心室肥厚、扩大。

2.肺、心功能失代偿期

主要表现为呼吸衰竭和右心衰竭。呼吸衰竭最突出，多因急性呼吸道感染而诱发，呼吸困难严重，发绀明显，重者出现肺性脑病。体检可见颈静脉怒张、肝肿大、肝颈静脉回流征阳性、下肢水肿或出现胸腔积液、腹水等。

3.并发症

（1）肺性脑病：因呼吸功能不全导致缺氧、二氧化碳潴留而引起的神经、精神障碍。表现为头痛、神志恍惚、谵妄、躁动、肌肉抽搐、球结膜水肿、生理反射迟钝，直至昏迷。

（2）酸碱失衡、电解质紊乱：以呼吸性酸中毒最常见。

（3）消化道出血及弥散性血管内凝血。

（三）有关检查

1.血常规检查

急性发作期外周血白细胞升高，分类中性粒细胞增多；血红蛋白和红细胞代偿性升高。

2.X线检查

右下肺动脉干增宽≥15mm，肺动脉段突出≥3mm以及右心室肥大征。

3.心电图检查

有低电压、肺型P波、右束支传导阻滞以及右心室肥大等表现。

4.动脉血气分析

呼吸衰竭时PaO_2降低，$PaCO_2$升高。

（四）治疗

治疗原则是积极控制感染，保持气道通畅，对症处理和病因治疗。

1.急性发作

（1）控制感染：是治疗的关键。根据感染的环境、痰培养及药物敏感试验选用抗生素，常用抗生素有青霉素G、红霉素、氨基糖苷类、头孢菌素类。应加大使用剂量，或采用联合用药的方法，提高抗感染效果，及早控制感染。

（2）改善呼吸功能：纠正缺氧和二氧化碳潴留，合理用氧，改善通气功能。

（3）控制心力衰竭：可间歇、小量使用利尿剂，水肿较重者用呋塞米，应注意补钾。强心药的使用原则是快速、小剂量应用，用药前纠正缺氧和低钾血症，以免发生洋地黄中毒，用药过程中应观察不良反应。

2.缓解期

积极治疗原发病，避免诱发因素，加强锻炼，提高免疫功能。

（五）护理诊断/问题

1.气体交换受损

与低氧血症、二氧化碳潴留、肺血管阻力增高有关。

2.清理呼吸道无效

与患者呼吸道感染、分泌物黏稠或年老体弱、无力咳嗽有关。

3.活动无耐力

与肺部原发病及肺、心功能下降引起慢性缺氧有关。

4.体液过多

与心脏负荷增加、心肌收缩力下降、心输出量下降有关。

5.潜在并发症

肺性脑病，上消化道出血，弥散性血管内凝血，水电解质及酸碱平衡失调，心律失常。

（六）护理措施

1.维持呼吸道通畅

遵医嘱给予祛痰、解痉药物，及时清除痰液。对神志清醒者，鼓励深呼吸，有效咳嗽；痰稠、体弱无力、不易咳出者，应有效湿化气道使分泌物变稀充分引流；危重体弱者，定时更换体位，叩击背部，使痰易于咳出；神志不清者，可机械吸痰，抽吸压力适当，动作轻柔，每次吸痰时间不超过 15 秒，以免加重缺氧。必要时遵医嘱建立人工气道。

2.合理给氧，纠正低氧血症

原则为低流量（1～2L/min）、低浓度（25%～29%）持续吸氧。原因为：①失代偿期多为慢性Ⅱ型呼吸衰竭，患者的呼吸中枢对二氧化碳刺激的敏感性降低，甚至已处于抑制状态，呼吸中枢兴奋主要依靠缺氧对外周化学感受器的刺激作用，当吸入氧浓度过高时，解除其对中枢的兴奋作用，结果使呼吸受抑制，二氧化碳潴留加重，甚至诱发肺性脑病；②根据氧离曲线的特点，吸入低浓度氧使患者$PaCO_2$适当提高，即能使血氧饱和度（SaO_2）明显提高。

3.水肿患者的护理

限制水、钠摄入，记录24小时出入量；加强皮肤护理，防止压疮；遵医嘱使用利尿剂，观察水肿消长情况。

4.并发症的护理

观察有无并发症的表现，如头痛、烦燥不安、神志模糊或嗜睡、昏迷、呕血、黑便、肌肉软弱无力或疼痛性抽搐、表情淡漠、腹胀、恶心、呕吐、呼吸深长、心悸、皮肤黏膜出血、注射部位渗血等。一旦出现上述情况，应立即报告医生并协助处理。

5.饮食护理

给予高蛋白、高维生素、清淡、易消化的饮食。

6.休息与活动

急性发作期卧床休息，视病情采取适当的体位；病情缓解期指导患者进行呼吸功能锻炼，并按心肺功能及体力强弱进行体育锻炼。

7.心理护理

关心、体贴患者，使患者了解疾病特点，树立长期与疾病作斗争的思想准备。

四、肺炎患者的护理

肺炎是由病原微生物或其他因素所致的肺实质或间质的炎症。

（一）分类及特点

1.按病变的解剖学分类

可分为大叶性肺炎、小叶性肺炎、间质性肺炎。

2.按病因分类

可分为细菌性肺炎、非典型病原体肺炎（嗜肺军团菌、肺炎支原体、肺炎衣原体等）、病毒性肺炎、真菌性肺炎、其他病原体所致肺炎（立克次体、弓形体、原虫、寄生虫等），及放射性、化学性、过敏性、风湿性肺炎等。其中细菌性肺炎最常见。

3.感染性肺炎按获得方式分类

可分为：①社区获得性肺炎，在医院外患有感染性肺炎，病原体主要为肺炎球菌、肺炎支原体等；②医院获得性肺炎，患者入院时不存在，也不处于感染潜伏期，在入院 48 小时后在医院内发生的肺炎，病原菌主要为革兰阴性杆菌。

（二）肺炎球菌性肺炎

1.肺炎球菌性肺炎

是由肺炎球菌或肺炎链球菌引起的肺段或肺叶的急性炎性实变。

2.临床表现

（1）典型症状：起病急骤，常有畏寒、高热、全身肌肉酸痛、咳嗽、咳铁锈色痰、胸痛、呼吸困难，数小时内体温骤升到 39～41℃，呈稽留热型。部分患者有恶心、呕吐、腹痛等症状。严重时，可出现感染性休克。呼吸系统症状常被掩盖而不明显。

（2）体征：急性病容，口角和鼻周有单纯疱疹。早期肺部无明显体征，肺实变时触觉语颤增强，叩诊呈浊音，听诊闻及支气管呼吸音。休克型肺炎可有休克的症状和体征。

3.有关检查

（1）血液检查：血常规检查白细胞及中性粒细胞百分比增高，有核左移和胞浆内中毒颗粒。

（2）痰涂片及培养：有致病菌。

（3）X 线检查：早期肺纹理增多或局限于一个肺段或肺叶的淡薄、均匀阴影，实变期可见大片密度均匀的阴影。

4.治疗

（1）抗菌治疗：首选青霉素，对青霉素过敏者，轻者可用红霉素、林可霉素，重者选第一或三代头孢菌素。疗程通常为 5～7 天。

（2）支持、对症治疗：休息、补液、营养支持，对胸痛、腹胀、发绀等进行对症处理。

（3）休克型肺炎的治疗：补充血容量、纠正酸中毒，使用多巴胺、异丙肾上腺素、间羟胺等血管活性药物和糖皮质激素。

5.护理诊断/问题

（1）体温过高：与肺部感染有关。

（2）清理呼吸道无效：与痰液增多、黏稠、无力咳出有关。

（3）气体交换受损：与肺部炎症致呼吸面积减少和气道分泌物增多有关。

（4）胸痛：与肺部炎症累及胸膜有关。

（5）焦虑：与患者对疾病过程及病情变化不了解有关。

（6）潜在并发症：感染性休克。

6.护理措施

（1）休息：嘱患者卧床休息，以有利于呼吸的体位如半卧位或高枕卧位。

（2）饮食护理：给予高热量、高蛋白、高维生素、易消化的流质或半流质饮食，鼓励患者多饮水，每日在3000mL以上，以补充营养和丢失的水分，并有利于咳嗽、排痰。

（3）保持口腔、皮肤清洁：加强口腔护理，勤换衣服和被褥，保持床铺干燥。

（4）对症护理：①寒战时注意保暖，高热者给予物理降温，或按医嘱给予小剂量退热剂，补充液体，以免大量出汗导致虚脱；②鼓励患者深呼吸，指导有效咳嗽，协助翻身，胸部叩击，以利排痰，痰液黏稠者给予雾化吸入，并按医嘱给予祛痰剂；③呼吸困难、发绀者遵医嘱给予吸氧，氧流量2～4L/min；若出现进行性呼吸窘迫，应及早报知医生，必要时建立人工气道；④胸痛明显者，宜患侧卧位，指导其在咳嗽和深呼吸时用手或枕头按压患侧胸部，以减少患胸活动，减轻疼痛，必要时遵医嘱使用镇痛剂。

（5）用药护理：遵医嘱早期应用有效抗生素，注意药物浓度、配伍禁忌、滴速和用药间隔时间。用药前应详细询问过敏史。用药期间观察疗效及不良反应，发现异常及时报告医生，并配合处理。

（6）感染性休克的抢救配合：密切观察生命体征和病情变化，若发现患者神志模糊或烦躁不安、面色苍白或发绀、血压下降、脉搏细速、四肢厥冷、尿量减少等休克征象，应立即通知医生并配合抢救。①取平卧位或中凹位（抬高头胸部 20°、下肢抬高约 30°，有利于呼吸和静脉血回流）。②高流量吸氧，维持 PaO₂在 60mmHg 以上，保持气道通畅。③迅速建立两条静脉通道，一条快速滴注补充血容量的液体，可加入糖皮质激素和抗生素；另一条先滴注 5%碳酸氢钠，而后再输注血管活性药物。在快速扩容过程中应注意观察脉率、呼吸频率、肺部啰音、出入量等，以防诱发肺水肿。必要时在中心静脉压监测下进行调整。④持续心电及生命体征监测，密切观察病情变化。

（7）心理护理：肺炎起病急，病情变化快，患者对疾病进程不了解，往往表现为焦虑，恐惧，护士应鼓励患者说出内心的感受，并采取相应的护理措施。

7.健康教育

向患者介绍肺炎的基本知识，避免受寒、淋雨、过劳、酗酒等诱发因素，预防上呼吸道感染。指导患者摄取营养丰富的饮食，积极锻炼身体，增强抗病能力。

五、肺结核患者的护理

（一）概述

肺结核是结核分枝杆菌引起的肺部慢性传染病，占各器官结核病总数 80%以上。临床上常有低热、乏力、消瘦等全身症状和咳嗽、咳痰、咯血等呼吸系统表现。

（二）临床类型

1.原发型肺结核（I型）

人体初次感染结核菌后在肺内形成病灶，并引起淋巴管炎及淋巴结炎。肺部的原发病灶、淋巴管炎及局部淋巴结炎，统称为原发综合征。多发生于儿童，多数无症状，或仅有轻微类似感冒的症状，如低热、轻咳等，历时数周即好转。

2.血行播散型肺结核（II型）

由结核菌侵入血循环引起。急性粟粒型肺结核起病急，有全身毒血症状，常伴有结核性脑膜炎，X 线显示双肺在浓密的网状阴影上，满布境界清晰的粟粒状阴影，直径约 2mm，大小及密度均大体相等；亚急性或慢性血行播散型肺结核是少量结核菌分批经血循环进入肺部，其血行播散灶常大小不均匀、新旧不等，在双肺上中部呈对称性分布，无显著中毒症状，患者可无自觉症状。

3.继发型肺结核（Ⅲ型）

是肺结核中最常见的一种类型，多见于成人，其症状、体征及X线表现可因病变的性质、范围、发展阶段的不同而有很大差异。包括浸润型肺结核、慢性纤维空洞型肺结核。

4.结核性胸膜炎（Ⅳ型）

结核菌可由肺部病灶直接蔓延，也可经淋巴或血行到胸膜。青少年多见，有干性和渗出性两个阶段。前者主要表现为胸痛，听诊有胸膜摩擦音；后者主要表现为呼吸困难，有胸腔积液的体征。

（三）临床表现

1.全身症状

有午后低热、乏力、盗汗、食欲减退、消瘦等，女性患者可有月经失调或闭经。重者有高热。

2.呼吸系统症状

通常为干咳或带少量黏液痰，继发感染时，痰呈黏液脓性。约1/3患者有不同程度咯血，痰中带血多因炎性病灶的毛细血管扩张所致；中等量以上咯血，则与小血管损伤或来自空洞的血管瘤破裂有关；大咯血时可发生失血性休克，偶因血块阻塞大气道引起窒息。病变累及壁层胸膜时可引起胸痛，随呼吸及咳嗽而加重。慢性重症肺结核时，呼吸功能减退，常出现渐进性呼吸困难，甚至缺氧发绀。

3.体征

早期多无异常体征。若病变范围较大，患侧呼吸运动减弱，叩诊呈浊音，听诊呼吸音减低，或为支气管肺泡呼吸音。锁骨上、下及肩胛间区叩诊略浊，咳嗽后偶可闻及湿啰音。肺部病变发生广泛纤维化或胸膜粘连增厚时，患侧胸廓下陷、肋间隙变窄、气管移位与叩诊呈浊音，对侧可有代偿性肺气肿。

（四）有关检查

1.痰结核菌检查

痰中找到结核菌是确诊肺结核的主要依据。

2.X 线检查

早期诊断肺结核和肺结核临床类型的重要方法，可判断病情发展及治疗效果。

3.结核菌素试验

测定人体是否受过结核菌感染。目前通用的结核菌素有旧结核菌素（OT）和结核菌纯蛋白衍生物（PPD）。试验时通常在左前臂屈侧中部皮内注射 0.1mL（5U），48～72 小时后测量皮肤硬结直径，小于 5mm 为阴性，5～9mm 为弱阳性，10～19mm 为阳性，20mm 以上或局部有水泡、坏死为强阳性。结核菌素试验阳性仅表示曾有结核感染，并不一定现在患病，但 3 岁以下强阳性者，提示有新近感染的活动性结核病。结核菌素试验阴性除表示没有感染外，还应考虑人体免疫力及变态反应暂时受抑的情况，如应用糖皮质激素、免疫抑制剂，或营养不良，患麻疹、百日咳及严重结核病和各种重危患者。

（五）诊断要点

根据病史、体格检查、胸部 X 线及痰结核菌素检查，即可诊断。

（六）治疗

1.抗结核治疗

（1）原则为早期、联合、适量、规律、全程。

（2）常用杀菌药有异烟肼、利福平、链霉素、吡嗪酰胺；抑菌药有对氨基水杨酸、乙胺丁醇等。

（3）化疗方法包括两阶段疗法和间歇疗法。

（4）化疗方案有长程疗法和短程疗法。常规疗法使用异烟肼、链霉素和对氨基水杨酸 12～18 个月；短程化疗是联用异烟肼、利福平等 2 个以上杀菌药，总疗程为 6～9 个月。

2.对症治疗

重症肺结核伴高热者可在有效抗结核治疗的同时加用糖皮质激素；结核性胸膜炎中等

量以上积液，应胸腔穿刺抽液解除压迫症状和减轻全身症状，必要时加用糖皮质激素，以促进渗液的吸收，减少胸膜粘连的发生；中等或大咯血时，静脉使用垂体加压素等药物止血，无效时可通过纤支镜行局部止血或手术治疗。

（七）护理诊断/问题

1.体温过高

与结核毒血症有关。

2.知识缺乏

缺乏肺结核治疗、传染和预防的知识。

3.营养失调，低于机体需要量

与肺结核导致机体消耗增加、食欲减退、营养摄入不足有关。

4.潜在并发症

窒息，慢性肺源性心脏病。

（八）护理措施

1.休息与活动

有明显毒血症症状、活动性肺结核、咯血等应卧床休息，宜采取患侧卧位，以利于健侧通气和防止病灶向健侧播散。轻症及恢复期患者不必限制活动。

2.饮食护理

指导患者进高热量、高蛋白、高维生素的易消化饮食。

3.心理护理

向患者讲解疾病的知识及治疗的进展，并给予帮助和心理支持。

4.用药护理

鼓励患者坚持规则、全程化疗，防止治疗失败而产生耐药结核菌。观察药物不良反应：①异烟肼可引起周围神经炎、皮疹、肝功能损害，避免与抗酸药同服；②利福平可引起胃肠道不适、肝功能损害、皮疹和发热等，应定期检查肝功能；③链霉素可引起听力障碍、眩晕、肾功能损害等，用药前和用药后1～2个月进行听力检查，定期检查尿常规和肾功能；

④吡嗪酰胺可引起肝功能损害、高尿酸血症等，应定期复查肝功能；⑤乙胺丁醇可引起球后视神经炎，故用药前、后检查视觉灵敏度和颜色的鉴别力，每1～2个月一次；⑥对氨基水杨酸可引起胃肠道反应、肝功能损害，应定期复查肝功能。

5.对症护理

结核毒血症状一般在化疗1～2周即可消失。胸痛者取患侧卧位，指导患者采用减轻疼痛的方法，必要时遵医嘱使用镇痛药。有盗汗症状者，用温毛巾擦干身体汗液，及时更换内衣、被单等。

6.预防传染

（1）控制传染源。

（2）消毒隔离，切断传播途径，如痰菌阳性患者的痰、日用品及周围的东西要正确处理和消毒，注意个人卫生，严禁随地吐痰等。

（3）保护易感人群，如接种卡介苗，在开放性肺结核患者的家庭内，对结核试验阴性且与患者密切接触的成员、结核菌素试验新近转为阳性的儿童可服用异烟肼6～12个月进行预防。

（九）健康教育

1.疾病知识指导

向患者及其家属讲解坚持化疗的重要性；指导患者及其家属了解结核病防治、呼吸道隔离、家庭消毒的方法。

2.生活指导

加强营养，提高机体抵抗力；指导患者合理安排休息与活动，避免劳累、呼吸道感染，保证充足的睡眠。

3.保健指导

定期随访，复查胸片和肝、肾功能，以了解药物疗效及身体恢复情况。

第二节　血液及造血系统疾病

一、贫血患者的护理

（一）贫血分类

1.按病因和发病机制分类

（1）红细胞生成减少性贫血。

1）造血物质缺乏：如缺铁性贫血、巨幼细胞性贫血。

2）骨髓造血功能障碍：如再生障碍性贫血、骨髓被异常组织浸润伴发的贫血常见于白血病、淋巴瘤、多发性骨髓瘤等，某些慢性疾病伴发的贫血如慢性感染、尿毒症、垂体或甲状腺功能低下、严重肝病、系统性红斑狼疮等。

（2）红细胞破坏过多性贫血。

1）红细胞内在缺陷：红细胞膜异常如遗传性球形红细胞增多症；红细胞酶异常如葡萄糖 6-磷酸脱氢酶缺乏症；珠蛋白合成异常如地中海贫血。

2）红细胞外来因素：如免疫性溶血性贫血及物理、化学、生物因素引起的溶血性贫血。

（3）失血性贫血：常见各种原因引起的急性及慢性失血。

2.按红细胞形态学分类

根据红细胞平均体积（MCV）、红细胞平均血红蛋白浓度（MCHC）、红细胞平均血红蛋白（MCH），将贫血分成三类。

（1）大细胞性贫血：MCV＞100fl，MCH＞32pg，MCHC＞35%。此类常见巨幼细胞性贫血。

（2）正常细胞性贫血：MCV80～100fl，MCH26～32pg，MCHC32%～35%。此类常见再生障碍性贫血、急性失血性贫血、溶血性贫血等。

（3）小细胞低色素性贫血：MCV＜80fl，MCH＜26pg，MCHC＜32%。常见缺铁性贫血、铁粒幼细胞性贫血、地中海贫血等。

（二）缺铁性贫血患者的护理

缺铁性贫血是最常见的一种贫血。是由于体内储存铁缺乏，导致血红蛋白合成减少所引起的一种小细胞低色素性贫血，各年龄组均可发生，以育龄妇女和婴幼儿更多见。

1.铁代谢

（1）铁的来源：正常人所需铁的大部分来源于衰老红细胞破坏释放的铁，成年人每天从食物中只需摄取 1～2mg 铁即可满足需要。含铁量丰富的食物有肝、瘦肉、蛋黄、豆类、紫菜、海带、香菇、黑木耳等，而谷类、多数蔬菜、水果含铁量较低，乳类（如牛奶）含铁量最低。

（2）铁的吸收：铁的主要吸收部位在十二指肠及空肠上段。铁的吸收受体内储存铁控制，当铁储备量充足时，铁吸收就减少，相反则增加。胃酸可将铁游离化，维生素 C 等还原物质可将高铁变成亚铁而利于吸收。

（3）铁的转运：经肠黏膜吸收入血的铁大部分被氧化为高铁与血浆转铁蛋白结合成为转铁蛋白复合体，将铁运送到骨髓和其他组织中。血浆转铁蛋白能结合的铁总量称为总铁结合力，正常情况男性为2490～3870μg/L，女性为2040～4290μg/L。正常血清铁男性为760～1580μg/L，女性为600～1730μg/L。转铁蛋白饱和度=血清铁/总铁结合力×100%，正常值为33%～35%。

（4）铁的储存及排泄：正常成人血红蛋白铁约占 67%，储存铁约占 29%。储存铁主要以铁蛋白和含铁血黄素形式储存在肝、脾和骨髓等器官的单核—巨噬细胞系统中。正常男性的储存铁为 1000mg，女性仅为 300～400mg。正常男性每天排泄铁不超过 1mg，女性每天排泄铁 1～1.5mg。

2.临床表现

缺铁性贫血除有一般贫血的表现外，还有一些特殊的表现。组织缺铁，表现为皮肤干燥皱缩，毛发无光泽易脱落，指（趾）甲扁平，甚至呈"反甲"或"匙状甲"。黏膜损害，表现为舌炎、口角炎、舌乳头萎缩，可有食欲不振、吞咽困难或梗阻感。神经精神系统异常，小儿表现较明显，可出现神经痛和末梢神经炎、行为异常、烦躁、注意力不集中。部分患者有异食癖，喜欢吃生米、冰块、泥土、石子等。

3.有关检查

（1）血常规：呈小细胞低色素性贫血，血红蛋白降低。

（2）骨髓象：中度增生，主要是中、晚幼红细胞增生活跃。

（3）铁代谢的生化检查：血清铁和血清铁蛋白降低；总铁结合力升高。血清铁蛋白检查作为早期诊断储存铁缺乏的一个常用指标，准确性高，敏感性强。

4.诊断要点

根据病史、临床表现及相关的实验室检查结果为小细胞低色素性贫血，血清铁及铁蛋白降低、总铁结合力增高，骨髓象以中、晚幼红细胞增生为主，可以诊断为缺铁性贫血。

5.治疗

（1）病因治疗：是根治缺铁性贫血的关键所在。查明贫血原因后积极治疗，纠正病因后贫血才能彻底痊愈而不再复发。

（2）补充铁剂：是纠正缺铁性贫血的有效措施。包括含铁丰富的食物和药物。药物首选口服铁剂，以硫酸亚铁最常用，力蜚能和速力菲为新型口服铁剂，胃肠道反应小，易于吸收。口服铁剂时可同服维生素 C，以促进铁吸收。胃酸缺乏者可同服稀盐酸促进铁吸收。对口服铁剂不能耐受或病情要求迅速纠正贫血等时，可使用注射铁剂。常用右旋糖酐铁深部肌内注射，应严格掌握剂量，避免过量导致铁中毒。

6.护理诊断/问题

（1）活动无耐力：与贫血引起全身组织缺氧有关。

（2）营养失调，低于机体需要量：与体内铁不足有关。

（3）有感染的危险：与严重贫血引起营养缺乏和衰弱有关。

（4）知识缺乏：缺乏缺铁性贫血预防知识。

（5）口腔黏膜损害：与贫血引起口腔炎、舌炎有关。

7.护理措施

（1）合理休息：根据贫血程度合理安排休息与活动，活动量以不感到疲劳、不加重症状为度。重度贫血者要卧床休息。

（2）合理饮食：给予高热量、高蛋白、高维生素、含铁丰富、易消化的食物。

（3）铁剂治疗：①铁剂应用1周后血红蛋白开始上升，8～10周可达正常，但仍需继续服3～6个月以补足体内储存铁，以免复发；②铁剂饭后或餐中服用可减轻胃肠道反应，与维生素C同服利于铁吸收；③避免与咖啡、茶、蛋类、牛奶、植物纤维同时服用，否则不利于铁的吸收；④服用液体铁剂时应用吸管，以免牙齿染黑；⑤向患者解释服用铁剂时出现黑便属正常现象；⑥注射铁剂应深层肌内注射并经常更换部位，以减轻疼痛和避免硬结形成；⑦注射铁剂可引起局部疼痛、淋巴结肿痛、过敏反应，严重者可发生过敏性休克，注射后10分钟至6小时内注意观察不良反应。

8.健康教育

开展预防缺铁性贫血的卫生宣教，强调高危人群食物铁或口服铁剂的预防性补充，如青少年、妊娠期和哺乳期妇女应通过食物补充铁剂，必要时应用铁剂。介绍疾病基本知识，指导患者均衡饮食，荤素结合。注意相关疾病的预防和治疗。教会患者进行自我监测病情。

（三）再生障碍性贫血患者的护理

1.再生障碍性贫血

再生障碍性贫血简称再障，是由多种因素导致造血干细胞数量减少和（或）功能障碍所引起的一类贫血。临床表现为进行性贫血、出血、感染及外周血中全血细胞减少。

2.临床表现

临床上以进行性贫血、出血和继发感染为主要表现，但多无肝、脾、淋巴结肿大。

（1）急性再障：起病急，进展快，以出血、感染为主要表现，贫血进行性加重。出血部位广泛，除皮肤黏膜外，常有内脏出血，半数以上有颅内出血而危及生命。感染不易控制，常引起脓毒症。半数以上患者在数月至一年内死亡，死亡原因为脑出血及严重感染。

（2）慢性再障：此型多见，起病缓，进展慢，以贫血为主要表现。出血较轻，主要见于皮肤及黏膜，除女性有子宫出血外，很少有内脏出血。感染以呼吸道多见，合并严重感染者少。少数病例病情恶化可演变为急性再障，预后极差。

3.有关检查

（1）外周血常规：全血细胞减少，但红细胞、白细胞、血小板减少的程度不同。淋巴细胞比例相对增高，网织红细胞绝对值低于正常。

（2）骨髓象：为诊断再障的主要依据。急性型骨髓增生低下，红系、粒系及巨核细胞显著减少，淋巴细胞、浆细胞分类值增高；慢性型骨髓增生不良，三系均降低。

4.诊断要点

依据患者有进行性贫血、出血和感染，无肝、脾、淋巴结肿大；全血细胞减少，网织红细胞比例或绝对值低于正常，骨髓增生低下，即可诊断。

5.治疗

（1）对症治疗：纠正贫血，止血和控制感染。

（2）慢性再障治疗：首选用药为雄激素，作用机制为刺激肾脏产生促红细胞生成激素，直接作用于骨髓，促进红细胞生成。常用丙酸睾酮，50～100mg肌注，每天或隔天一次，需治疗3～6个月，判断疗效指标为网织红细胞或血红蛋白升高。

（3）急性再障治疗：可用免疫抑制剂，或进行骨髓移植。

6.护理诊断/问题

（1）有感染的危险：与白细胞减少有关。

（2）活动无耐力：与贫血导致机体组织缺氧有关。

（3）有损伤的危险：出血与血小板减少有关。

（4）自我形象紊乱：与雄激素不良反应有关。

（5）焦虑或恐惧：与病情不断恶化，预后不良有关。

7.护理措施

（1）合理休息与活动：急性再障患者需绝对卧床以减少出血。慢性再障轻、中度贫血者适当休息，避免劳累，如活动中出现心悸、气短应立即停止活动；重度贫血者要以卧床休息为主。

（2）出血及感染的护理：详见血液病常见症状护理。

（3）颅内出血护理：血小板低于 $20×10^9/L$，应卧床休息，禁止头部剧烈活动，以防颅内出血。观察神志、意识、瞳孔及生命体征的变化，一旦患者突然出现头痛、呕吐、视物模糊、意识障碍等颅内出血征兆，立即与医师联系。置患者于平卧位，头部置冰袋或冰帽，给予高流量吸氧，保持呼吸道通畅，建立静脉通路，按医嘱用药。输注新鲜血、浓缩血小板悬液，止血效果好。

（4）用药护理：雄激素治疗需 3～6 个月后见效，应鼓励患者坚持治疗，注意观察其不良反应，如须毛增多、痤疮、女性闭经、肝损害、浮肿等。此外，注射时需深部缓慢分层注射，以便于吸收，并注意更换注射部位。

（5）心理护理：针对急慢型再障患者不同的心理状态做好解释工作，鼓励患者正确面对疾病；鼓励家属参与治疗和护理，消除患者的不良情绪，主动配合治疗和护理。

8.健康教育

（1）对长期接触对骨髓造血有害物质的工作者，加强健康教育，提高对工作环境危害的认识，增强自我保健意识，自觉遵守规章制度，加强劳动防护。定期检查血常规，发现异常及时处理。

（2）教育人们不滥用药物，对氯霉素、磺胺药、解热镇痛药等，要在医生指导下正确使用。

（3）再障患者出院后要坚持治疗，注意预防出血、感染，定期门诊复查。学会自我病情监测，如有异常变化立即与医生联系。

二、特发性血小板减少性紫癜患者的护理

（一）概述

特发性血小板减少性紫癜（ITP）又称自身免疫性血小板减少性紫癜，是一种由于血小板受到免疫性破坏，导致外周血中血小板数目减少的出血性疾病。临床主要表现为自发性皮肤、黏膜甚至内脏出血。临床上分为急性和慢性两型。急性型多见于儿童，有自限性，预后良好；慢性型多见于青年女性，治疗后多数仍有复发。

（二）临床表现

1.急性型

多见于儿童，起病前 1～2 周常有上呼吸道或病毒感染史。起病急，常有畏寒、发热及全身广泛出血。出血表现为皮肤、黏膜瘀点、瘀斑，甚至血肿或血疱，可有鼻腔、牙龈、消化道、泌尿道、阴道出血，颅内出血可危及生命，也是本病致死的主要原因。病程多在 4～6 周恢复。

2.慢性型

常见于 40 岁以下的成年女性。起病缓慢，一般无前驱症状。出血症状较轻，表现为反复发作的皮肤及黏膜瘀点、瘀斑，牙龈出血或鼻出血，女性患者月经过多也较常见，长期月经过多可出现与出血严重程度相一致的贫血。反复发作者可伴轻度脾脏肿大。

（三）有关检查

1.血常规

血小板计数减少，急性型常低于 $20×10^9/L$，慢性型多为（30～80）$×10^9/L$。出血多者可有红细胞和血红蛋白不同程度的减少，白细胞计数多正常。

2.骨髓象

巨核细胞数正常或增加，巨核细胞呈现成熟障碍。

3.其他

出血时间延长，毛细血管脆性试验阳性，血小板生存时间缩短，血块收缩不良，凝血酶原消耗不良，凝血时间正常。血小板相关免疫球蛋白（PAIgG）和血小板相关补体（PAC$_3$）增高。

（四）诊断要点

根据临床表现及血小板减少，骨髓内巨核细胞增多或正常，排除继发性血小板减少性紫癜，诊断即可成立。

（五）治疗

1.一般治疗

血小板明显减少、出血严重者应卧床休息，防止创伤，避免应用降低血小板数量及抑制血小板功能的药物；感染时应使用抗生素。

2.糖皮质激素

为首选治疗用药。该类药物可以抑制血小板与抗体结合及阻止单核—吞噬细胞吞噬破坏血小板，并降低血管壁通透性。一般口服泼尼松，常用量为30～60mg/d，待血小板接近正常可逐渐减量，以小剂量（5～10mg/d）维持3～6个月。病情重者可静脉点滴氢化可的松或地塞米松。一般用药后症状即可改善，但不能根治，停药后易复发。

3.脾脏切除

可减少血小板破坏及血小板抗体的产生。切除脾脏有效率约为70%。主要适应证为糖皮质激素治疗3～6个月无效；出血明显，危及生命者；泼尼松有效，但维持剂量必须大于30mg/d者；不宜用糖皮质激素者。

4.免疫抑制剂

一般不做首选。用于以上治疗无效、疗效差或不能切除脾脏者，可加用免疫抑制剂，或单独使用免疫抑制剂。主要药物有长春新碱、环磷酰胺、硫唑嘌呤、环孢素等。

5.输血或输血小板

适用于严重出血者、血小板低于$20 \times 10^9/L$者、脾脏切除术前准备。输新鲜血或浓缩血小板悬液有较好的止血效果，但反复多次输血易产生同种抗体，引起血小板破坏加速。

6.其他

达那唑也可用于难治性ITP，与糖皮质激素有协同作用。还可应用血管性止血药如安络血。

（六）护理诊断/问题

1.有损伤的危险

出血与血小板减少有关。

2.有感染的危险

与长期服用糖皮质激素治疗有关。

3.焦虑

与病情反复发作有关。

4.潜在并发症

颅内出血。

（七）护理措施

1.病情观察

注意出血部位、范围，出血量及出血是否停止，有无内脏出血。定期检查血小板计数。

2.预防、处理出血

密切观察生命体征及神志变化，注意出血部位、范围及出血量，有无内脏及颅内出血的症状、体征，及时发现皮肤、黏膜新发出血或内脏出血。注意治疗后出血情况、血小板计数等检查结果。

3.心理护理

加强心理疏导，消除不良情绪。鼓励患者说出所关心的问题，给予耐心解释，消除顾虑。

4.用药护理

（1）观察糖皮质激素的疗效及不良反应，如痤疮、多毛等；并向患者说明长期用药易合并感染、高血压、糖尿病，用药期间应定期检查血压、尿糖、血糖及血白细胞计数。

（2）应用免疫抑制剂要注意骨髓造血功能抑制、末梢神经炎、出血性膀胱炎等不良反应，必要时停药。

（八）健康教育

（1）介绍本病基本知识，指导患者坚持服药，定期检查血压、尿糖、白细胞和血小板。

（2）避免使用阿司匹林等影响血小板功能的药物。

（3）避免外伤，预防出血；注意保暖，预防感染。

（4）血小板在 $50×10^9/L$ 以下时，不得做剧烈的体力活动。

（5）女性患者应注意避孕，妊娠期发病者应及早就医。

（6）服用糖皮质激素者，须按医嘱按时、按剂量、按疗程用药，不可自行停药或减量。

三、白血病患者的护理

（一）概述

白血病是造血系统的恶性肿瘤，其特征为骨髓或其他造血组织中白血病细胞大量异常增生，并进入外周血液中浸润、破坏机体其他器官或组织，产生症状和体征。白血病细胞大多是未成熟和形态异常的白细胞，正常造血功能受抑制。临床上以进行性贫血、持续发热或反复感染、出血和组织器官浸润等为表现，外周血液中出现幼稚细胞为特征。

（二）白血病的分类

1.根据白血病细胞的成熟程度和自然病程分类

分为急性和慢性两大类。急性白血病起病急，骨髓及外周血中多为原始及幼稚细胞，病情发展迅速，预后差，自然病程仅数月。慢性白血病起病缓慢，白血病细胞多为成熟和较成熟的细胞，病情发展亦缓慢，自然病程可达数年。

2.根据受累的细胞系列分类

将急性白血病又分为急性淋巴细胞白血病和急性非淋巴细胞白血病。慢性白血病又分为慢性粒细胞性白血病和慢性淋巴细胞性白血病。

我国急性白血病比慢性白血病多见，成年人以急性粒细胞白血病最多见，儿童以急性淋巴细胞白血病多见。男性略多于女性。

（三）急性白血病患者的护理

1.临床表现

（1）贫血：常为首发症状，呈进行性加重，主要原因是由于骨髓中白血病细胞极度增生与干扰，造成正常红细胞生成减少。此外，无效红细胞生成、溶血、出血等也是影响因素。

（2）发热：是急性白血病最常见的症状。大多数发热由继发感染所致，但白血病本身也能引起发热。

1）继发感染：是导致白血病患者死亡最常见的原因之一。主要表现为持续高热甚至超高热，常伴有畏寒、寒战及出汗。感染的主要原因是正常粒细胞缺乏或功能缺陷，化疗药物及糖皮质激素的应用，白血病细胞的浸润使黏膜屏障破坏，各种穿刺及插管时间过长等因素。感染可发生于机体任何部位，以口腔黏膜、牙龈、咽峡部最多见，呼吸道、泌尿道感染及肛周脓肿亦较常见，严重时可致脓毒症，是致死原因之一。致病菌以革兰染色阴性菌为主。疾病后期常伴有真菌感染，与长期应用广谱抗生素、糖皮质激素、细胞毒类化疗药物有关。

2）肿瘤性发热：与白血病细胞的高代谢状态及其内源性致热物质的产生有关。主要表现为持续低至中度发热，抗生素治疗无效。

（3）出血：几乎所有的急性白血病患者都有不同程度的出血。主要原因为血小板减少、血小板功能异常、凝血因子减少、白血病细胞浸润、感染等。出血可发生于任何部位，以皮肤、牙龈、鼻出血和子宫出血多见，颅内出血是白血病致死的主要原因之一，可表现为头痛、呕吐、瞳孔不等大、瘫痪，甚至昏迷或突然死亡。

（4）器官和组织浸润表现。

1）骨骼和关节：四肢关节和骨骼疼痛，胸骨下段压痛对白血病的诊断有一定价值。

2）肝、脾、淋巴结：急淋白血病多有肝、脾和淋巴结肿大。

3）口腔及皮肤：口腔浸润表现为牙龈可增生、肿胀，皮肤浸润表现为弥漫性斑丘疹、皮下结节、多形红斑等。

4）中枢神经系统白血病：常发生在缓解期，以急淋最常见。白血病细胞可浸润脑膜或中枢神经系统，出现头痛、头晕，重者可有呕吐、视神经乳头水肿、视物模糊、颈项强直、抽搐、昏迷等症状。

2.有关检查

（1）血常规：多数患者白细胞总数增高，多在（10～50）×10⁹/L，甚至>100×10⁹/L，血涂片分类计数可见原始细胞或幼稚细胞占30%～90%。患者常有不同程度的正常细胞性贫血，可见红细胞大小不等。约 60%的患者血小板减少，常低于 60×10^9/L，晚期血小板极度减少。

（2）骨髓象：是诊断白血病的重要依据。多数患者的骨髓象呈增生明显活跃或极度活跃，以有关系列的原始细胞和（或）幼稚细胞为主，而较成熟中间阶段的细胞缺如，形成所谓的"裂孔"现象。若原始细胞占全部骨髓有核细胞的 30%以上，则可做出急性白血病的诊断。

（3）其他：细胞化学检查、免疫学检查、染色体和基因检查、血清尿酸浓度检查等。

3.诊断要点

根据临床表现有贫血、出血、感染及骨骼关节疼痛，肝、脾和淋巴结肿大等特征，辅以血常规和骨髓象检查可诊断，但需进一步检查确定急性白血病的类型。

4.治疗

对症治疗：感染、出血是白血病最主要的致死原因，要积极治疗。

（1）感染：及时查明感染部位和查找病原菌，做咽拭子或血培养选择敏感抗生素。有条件可输注浓缩粒细胞。

（2）出血：血小板计数少于 20×10^9/L 应输浓缩血小板悬液或新鲜血液。并发 DIC 时，给予相应处理。

（3）贫血：严重贫血者给予吸氧，输浓缩红细胞或全血，维持血红蛋白在 80g/L 以上。

（4）预防尿酸性肾病：大量白血病细胞破坏可产生尿酸结石，引起肾小管阻塞，严重者致肾功能衰竭。应多饮水，碱化尿液并给予别嘌醇口服，以促进尿酸排泄和抑制尿酸结晶合成。

5.护理诊断/问题

（1）有损伤的危险：出血与血小板减少有关。

（2）有感染的危险：与白细胞减少有关。

（3）潜在并发症：化疗药物不良反应。

（4）活动无耐力：与贫血、组织缺氧及感染发热消耗增多有关。

（5）预感性悲哀：与白血病治疗效果差，预后不良有关。

（6）体温过高：与继发细菌感染及肿瘤细胞代谢亢进有关。

（7）知识缺乏：缺乏对急性白血病的相关知识。

6.护理措施

（1）休息：急性期卧床休息，适当活动；缓解期可照常工作，但避免劳累。

（2）饮食：应给予高热量、高蛋白、高维生素饮食。向患者及家属说明化疗期间保证足够营养可有助于化疗顺利进行。

（3）病情观察：询问患者有无恶心、呕吐及进食情况，疲乏无力感有无改善。观察体温、脉率、口腔、鼻腔、皮肤有无出血，注意血常规、骨髓象变化，准确记录出入量。

（4）化疗药物不良反应的护理。

1）局部血管反应：某些化疗药物如柔红霉素、长春新碱、阿霉素等多次静脉注射可引起静脉炎。此外，化疗药物外渗还可引起局部组织坏死。为防止局部血管反应，应将药物用适当的溶媒稀释至规定的浓度。注射药物前，先用盐水冲管，确定针头在静脉内后，边抽回血边推药。注射药物后，用 10～20mL 生理盐水冲洗静脉后，再拔针。要两侧轮换，由远及近地使用静脉。一旦发现药液溢出血管外，应立即停止注射，边回抽边退针，局部注射解毒药物、利多卡因或地塞米松等，以防局部组织坏死。出现血栓性静脉炎时，应停止相应血管给药，做对症处理。

2）骨髓抑制：是化疗最严重的并发症。化疗期间应定期查血常规、骨髓象，以便观察疗效及骨髓受抑制情况。同时应避免使用其他抑制骨髓的药物。当白细胞低于 $3×10^9/L$ 或血小板低于 $80×10^9/L$ 时，应协助处理。

3）消化道反应：常见症状为恶心、呕吐、口腔溃疡等。恶心、呕吐多出现在用药后 1～3 小时，持续数小时至 24 小时。应为患者提供良好的休息和进餐环境，选择合适的进餐时间，嘱患者避免在化疗前后 2 小时进食。必要时，在治疗前 1～2 小时给予止吐药物。做好口腔护理，每天 2 次；口腔溃疡严重者，可于进食前用普鲁卡因稀释液漱口，以减轻进食时疼痛，保证进食量。患者宜少量多餐、细嚼慢咽，禁食粗糙、带刺或刺激性食物。进食后取坐位或半坐位，避免饭后立即平卧。

4）其他：长春新碱能引起末梢神经炎、手足麻木感，停药后可逐渐消失。柔红霉素、三尖杉碱类药物可引起心肌及心脏传导损害，用药时要缓慢静滴，注意监测心率（律），复查心电图。甲氨蝶呤可引起口腔黏膜溃疡，可遵医嘱用亚叶酸钙对抗其毒性作用。环磷酰胺可引起脱发及出血性膀胱炎致血尿，嘱患者多饮水，有血尿必须停药。

（5）心理护理：观察患者情绪反应，向患者说明长期情绪低落可造成内环境失衡，引起食欲低下、免疫功能低下，反过来加重病情；指导患者进行自我心理调节，鼓励家属参与护理过程，使患者感受到家人的爱与支持，增强战胜病魔的信心。

7.健康教育

避免接触各种致病的理化因素；注意休息，加强营养，保持乐观情绪；注意个人卫生，保护皮肤黏膜免受损伤，预防感染、出血；坚持缓解期巩固维持治疗，指导患者按医嘱用药，定期复查血常规。

（四）慢性白血病患者的护理

慢性白血病按细胞类型分为粒细胞、淋巴细胞、单核细胞三型，我国以慢性粒细胞白血病（简称慢粒）多见。慢粒多见于中年人，男性多于女性。慢淋多见于 50 岁以后，男性略多于女性。

1.临床表现

自然病程可分为慢性期、加速期和急变期。起病缓慢，早期常无症状，随着病情的发展出现乏力、低热、多汗或盗汗、体重减轻等代谢亢进的表现。大多数患者有胸骨中下段压痛。脾脏肿大为最突出的体征，可达脐水平以下，甚至可伸入盆腔，质硬无压痛。半数患者肝脏中度肿大，浅表淋巴结一般无肿大。慢性期持续 1～4 年后，70%患者进入加速期，表现为原因不明的高热、虚弱、脾脏迅速肿大及贫血、出血等；几个月到 1～2 年进入急变期，表现同急性白血病。

2.有关检查

（1）血常规：慢粒白细胞计数明显增多，可达 100×10^9/L 以上，以中、晚幼粒细胞为主，原始及早幼粒细胞<10%。慢淋以小淋巴细胞为主。

（2）骨髓象：呈现细胞增生明显至极度活跃，以较成熟的细胞为主。

3.诊断要点

不明原因的持续性白细胞数增高，根据典型的血常规、骨髓象改变、脾肿大等即可做出诊断。

4.治疗

（1）化疗：化疗药物有白消安、羟基脲、高三尖杉酯碱、阿糖胞苷、靛玉红、巯嘌呤等，其中首选羟基脲，其次为白消安。

1）羟基脲：是目前治疗慢粒的首选化疗药物。较白消安药效作用迅速，持续时间短，常用剂量每日 3g，分 3 次口服，用药后 2～3 天细胞数下降，停药后又很快回升。用药期间需查血常规以调节药量，该药需长期维持治疗。该药治疗慢粒中位数生存期比白消安治疗者为长，且急性变率低。

2）白消安：又称马利兰，起效较羟基脲慢，但持续时间长。始用剂量为每日 4～6mg，口服，缓解率在 95% 以上。待白细胞数稳定后改用小剂量维持，每 1～3 天给药 2mg，连续服用 2～3 个月。白消安的不良反应主要是骨髓抑制，还可引起皮肤色素沉着、阳痿或停经等。

3）靛玉红：从青黛中提取的主要成分，剂量 150～300mg/d，分 3 次口服，对慢粒有效率为 87.3%，用药约 2 个月白细胞可降到正常范围，本药的不良反应有腹泻、腹痛、便血等症状。

（2）α-干扰素：α-干扰素与羟基脲或小剂量阿糖胞苷联合应用，可提高疗效。用量 300万～500 万 U/（m² · d），皮下或肌注，每周 3～7 次，约 70% 患者可获缓解。该药起效慢，需使用数月。不良反应有发热、恶心、纳差、血小板减少及肝功能异常。

（3）骨髓移植：异基因骨髓移植需在慢粒慢性期缓解后尽早进行，移植成功者可获得长期生存或治愈。

（4）其他治疗：脾肿大明显而化疗效果不佳时，可做脾区放射治疗。服用别嘌呤醇且每日饮水 1500mL 以上，可以预防化疗期间细胞破坏过多过速引起的高尿酸血症肾病。

（5）慢粒急性变的治疗：按急性白血病的化疗方法治疗。

5.护理诊断/问题

（1）有感染的危险：与慢粒正常粒细胞减少有关。

（2）活动无耐力：与慢粒贫血有关。

（3）知识缺乏：缺乏慢粒疾病知识。

（4）潜在并发症：慢粒急性变。

6.护理措施

（1）休息与活动：治疗期间要注意休息，尤其贫血较重患者（血红蛋白 60g/L 以下），以休息为主，不可过劳。慢性期病情稳定后可从事学习和工作。

（2）饮食：应进食高蛋白、高热量、高维生素、易消化吸收的饮食，如瘦肉、鸡肉、新鲜蔬菜及水果，每日饮水 1500mL 以上。

（3）症状护理：定期洗澡，注意口腔卫生，少去人多的地方，以预防感染。脾大显著者，易引起左上腹不适，可采取左侧卧位。

（4）药物护理：遵医嘱给患者服用白消安或羟基脲，定期复查血常规，以指导调整剂量。白消安可引起骨髓抑制、皮肤色素沉着、阳痿、停经等，应向患者说明情况，使之心中有数，能坚持治疗。

（5）病情观察：观察患者有无原因不明的发热、骨痛、贫血、出血加重及脾脏迅速肿大，如有变化应及时通知医生，以便得到及时的治疗。

7.健康教育

向患者及其家属讲解疾病知识，便于积极主动进行自我护理；帮助患者建立长期养病生活方式，缓解后可以工作或学习，但不可过劳；要安排好休息、锻炼、饮食，按时服药、定期门诊复查；保持情绪稳定，家庭应给予患者精神、物质多方面支持；学会自我监测病情变化，出现贫血、出血加重、发热、脾脏增大时，要及时去医院检查，以便及时得到治疗。

8.预后

本病治疗中位数生存时间为 3～4 年，5 年生存率 25%～35%。个别可生存 10～20 年。起病后 1～4 年 70%慢粒患者可进入加速期至急性变期，急性变疗效差，多数患者于几周或几个月内死亡。

第三节　内分泌与代谢性疾病

一、甲状腺功能亢进症患者的护理

（一）概述

甲状腺功能亢进症简称甲亢，是指由多种病因导致甲状腺激素分泌过多引起的临床综合征。临床上以高代谢综合征及甲状腺肿大为其特征。最常见的甲亢是弥漫性毒性甲状腺肿（Graves 病）。

（二）临床表现

女性多见，多数起病缓慢，少数在精神创伤或感染等应激后急性起病。典型表现有高代谢症群、甲状腺肿及眼征。

1.甲状腺激素分泌过多综合征

（1）高代谢症群：患者常有疲乏无力、怕热多汗、低热多食、消瘦、皮肤温暖而湿润等表现。

（2）精神、神经系统表现：神经过敏、多言好动、焦躁易怒、失眠等，有时有幻觉甚至精神分裂症表现。可有手、眼睑和舌震颤、腱反射亢进。

（3）心血管系统表现：心悸、胸闷、气短，严重者可发生甲亢性心脏病。常见体征有心动过速，静息或睡眠时心率仍增快。严重者可有心律失常，甚至发生心力衰竭；收缩压增高，舒张压降低致脉压差增大，可出现周围血管征。

（4）消化系统表现：食欲亢进、多食消瘦。老年患者可有食欲减退、畏食、排便次数增多。

（5）肌肉骨骼系统表现：部分患者有甲亢性肌病、肌无力及肌萎缩。周期性瘫痪多见于青年男性，原因不明，可伴发重症肌无力。

（6）血液系统表现：白细胞计数偏低，可伴血小板减少性紫癜，部分患者出现轻度贫血。

（7）生殖系统表现：女性常有月经减少或闭经。男性有阳痿，偶有乳房发育。

2.甲状腺肿

多呈弥散性、对称性甲状腺肿大，随吞咽动作上下移动；质软、无压痛，久病者较韧；肿大程度与甲亢轻重无明显关系；左右叶上下极可触及震颤，闻及血管杂音。

3.眼征

可分为非浸润性突眼和浸润性突眼。

（1）非浸润性突眼：①眼球向前突出，突眼度一般不超过18mm；②瞬目减少；③上眼睑挛缩，睑裂增宽；④双眼向下看时，上眼睑不能随眼球下落；⑤向上看时，前额皮肤不能皱起；⑥两眼看近物时，眼球辐揍不良。

（2）浸润性突眼：约占5%，多发生于成年患者。

4.甲状腺危象

是甲亢急性恶化的严重表现。

（1）主要诱因：应激状态，如感染、手术、放射性碘治疗等；严重躯体疾病；严重精神创伤；口服过量TH制剂；手术中过度挤压甲状腺等。

（2）主要表现：早期表现为原有甲亢症状加重，继而出现高热（体温＞39℃）；心率快（140～240次/分）；畏食、呕吐、腹泻、大汗淋漓、呼吸急促、虚脱、休克；烦躁、嗜睡、谵妄或昏迷。实验室检查可见白细胞总数及中性粒细胞升高，血 T_3、T_4 升高。

（三）有关检查

1.血清甲状腺激素测定

（1）血清游离 T_3、T_4（FT_3、FT_4）：反映甲状腺功能状态。

（2）血清总 T_3、T_4（TT_3、TT_4）：是判定甲状腺功能最基本的筛选指标。

2.促甲状腺激素（TSH）测定

明显降低有助甲亢诊断。

3.甲状腺摄 ^{131}I 率

本法诊断甲亢的符合率达 90%，不能反映病情严重程度与治疗中的病情变化，但可鉴别不同病因的甲亢。正常甲状腺 24 小时摄 ^{131}I 率为 30%～40%，高峰在 24 小时出现。甲亢时摄 ^{131}I 率增高，且高峰前移。

4.其他检查

促甲状腺激素释放激素（TRH）兴奋试验、T_3 抑制试验、甲状腺自身抗体测定等可作为诊断甲亢的指标之一。

5.影像学检查

超声、放射性核素扫描、CT、MRI 等有助于甲状腺、异位甲状腺肿和球后病变性质的诊断，可根据需要选用。

（四）诊断要点

根据典型的高代谢症群、甲状腺肿及眼征表现，结合血清甲状腺激素测定，即可确诊。早期轻症、小儿及老年人表现为不典型甲亢，则有赖于甲状腺功能检查和其他必要的特殊检查方可诊断。

（五）治疗

1.一般治疗

适当休息，补充足够热量和营养，以纠正本病引起的消耗；精神紧张或失眠者可给镇静剂。

2.抗甲状腺药物治疗

常用药物有硫脲类（甲硫氧嘧啶、丙硫氧嘧啶）、咪唑类（他巴唑、甲亢平），适用于病情较轻、甲状腺轻度至中度肿大者及孕妇或合并严重心、肝、肾疾病等不宜手术者。主要不良反应为粒细胞减少和药疹。注意疗程中除非有较严重反应，一般不宜中断，并定期随访疗效。其他药物有复方碘口服溶液，仅用于术前准备和甲状腺危象。β受体阻滞剂，用于改善甲亢初治期的症状，近期疗效好，可与碘剂合用于术前准备，也可用于 ^{131}I 治疗前后及甲状腺危象时。

3.放射性 ^{131}I 治疗

适应证：抗甲状腺药物长期治疗无效，或治疗后复发者；合并心、肝、肾等疾病不宜手术或术后复发者。禁忌证：妊娠、哺乳期妇女，严重心、肝、肾功能衰竭或活动性肺结核者；重症浸润性突眼症；甲状腺危象；甲状腺不能摄碘者等。放射性碘治疗可致甲状腺功能减退。

4.手术治疗

手术适应证：①继发性甲亢或高功能腺瘤；②中度以上的原发性甲亢；③腺体较大，伴有压迫症状，或胸骨后甲状腺肿等类型的甲亢；④抗甲状腺药物或 ^{131}I 治疗后复发者或坚持长期用药困难者。此外，甲亢对妊娠可造成不良影响（流产、早产等），而妊娠又可能加重甲亢，故妊娠早、中期的甲亢患者凡具有上述指征者仍应考虑手术治疗。

手术禁忌证：①青少年患者；②症状较轻者；③老年患者或有严重器质性疾病不能耐受手术治疗者。

5.甲状腺危象的防治

去除诱因，积极治疗甲亢是预防甲状腺危象的关键，尤其是防治感染和充分做好术前准备至关重要。

（六）护理诊断/问题

1.营养失调，低于机体需要量

与代谢率增高导致代谢需求大于摄入有关。

2.活动无耐力

与蛋白质分解增加、甲亢性心脏病、肌无力等有关。

3.个人应对无效

与性格及情绪改变有关。

4.有组织完整性受损的危险

与浸润性突眼有关。

5.潜在并发症

甲状腺危象。

（七）护理措施

1.生活护理

对病情较重的患者，安置其卧床休息，保证充足的睡眠，避免强光，减少噪声。对病情较轻者，告之可适当工作、学习，但不宜紧张和劳累。给予高热量、高蛋白、高脂肪、高维生素饮食，每日饮水2000～3000mL。禁止摄入刺激性的食物及饮料，以免引起患者精神兴奋。勿进食增加肠蠕动及导致腹泻的食物，如高纤维食物。

2.病情观察

监测体温、脉搏、心率（律）、呼吸改变，出汗、大便次数、突眼症状、甲状腺肿大等情况，定期测量体重。若出现高热、心率超过140次/分、呕吐、腹泻、烦躁、嗜睡，应考虑甲状腺危象。

3.用药护理

指导患者正确用药，不可自行减量或停药，并密切观察药物不良反应，及时处理。如外周血白细胞低于3×10^9/L或中性粒细胞低于1.5×10^9/L，应考虑停药，并给予促进白细胞增生药。

4.甲状腺危象的护理

（1）将患者安置于重症监护病房，密切观察病情，绝对卧床休息，烦躁不安者，按医嘱给予适量镇静剂。

（2）给予低流量吸氧，物理或药物降温。

（3）遵医嘱静脉补液，补充维生素。

（4）遵医嘱给予大剂量丙硫氧嘧啶、复方碘溶液、普萘洛尔、氢化可的松等药物治疗。

（5）有条件者可行血液透析或血浆置换等。

5.放射性碘治疗的护理

遵医嘱给予空腹口服 ^{131}I 治疗，2 小时内不吃固体食物，以免引起呕吐而造成 ^{131}I 的丢失；服药前后 2～4 周避免用碘剂及其他含碘食物或药物，服药后第 1 周应避免挤压甲状腺、精神刺激或感染；服药后 2～3 日，嘱患者饮水 2000～3000mL/d，以增加 ^{131}I 的排出。

6.心理护理

理解和同情患者，限制探视时间，避免各种不良刺激，使患者保持心情平静，情绪安宁。

（八）健康教育

1.生活指导

嘱患者合理安排生活，保证足够的营养，避免过度劳累和精神刺激，保持身心愉快。

2.疾病知识指导

向患者宣教有关甲亢的疾病知识和眼睛的保护方法，使患者学会自我护理。上衣领宜宽松，避免压迫甲状腺，严禁用手挤压甲状腺以免甲状腺激素分泌过多，加重病情。

3.用药指导

嘱患者坚持长期服药，并按时按量服用，不可随意减量和停药。用药期间每周查一次血常规，每隔 1～2 个月做甲状腺功能测定。若出现高热、恶心、呕吐、腹泻、突眼加重等警惕甲状腺危象可能，应及时就诊。

4.妊娠期甲亢患者的指导

嘱避免能对母亲及胎儿造成影响的因素。宜用抗甲状腺药物控制甲亢，禁用 ^{131}I 治疗，慎用普萘洛尔。产后如需继续服药，则不宜哺乳。

二、糖尿病患者的护理

（一）概述

糖尿病是由多种原因引起胰岛素分泌或作用的缺陷，引起以慢性高血糖为特征的代谢紊乱疾病。除糖代谢紊乱外，尚有蛋白质、脂肪代谢紊乱和继发性水、电解质代谢紊乱。临床特征为多尿、多饮、多食，消瘦乏力。长期患病可引起多系统损害，如眼、肾、神经、心脏、血管等组织的慢性进行性病变，出现功能缺陷及衰竭。糖尿病分为四大类型，即 1 型糖尿病、2 型糖尿病、其他特殊类型糖尿病和妊娠期糖尿病。

（二）临床表现

1.代谢紊乱综合征

典型表现为"三多一少"症状。①多尿（尿量可达 2～3L/d）、烦渴、多饮；②善饥多食；③消瘦、体重减轻、疲乏无力。

2.糖尿病慢性并发症

（1）大血管病变：有冠心病、出血性或缺血性脑病、肾动脉硬化、肢体动脉硬化（下肢动脉病变为主，表现为下肢疼痛，感觉异常和间歇性跛行，严重供血不足可导致肢体坏疽）。

（2）微血管病变：糖尿病肾病，指毛细血管间肾小球硬化症，是糖尿病主要的微血管病变之一，多见于糖尿病病史超过 10 年者，是 1 型糖尿病患者的主要死亡原因。

（3）神经病变：糖尿病神经病变可累及中枢神经及周围神经，后者尤为常见，通常为对称性，下肢较上肢严重。

（4）眼部病变：糖尿病性视网膜病变也是糖尿病微血管病变的重要表现，多发生于病程超过 10 年者，是糖尿病患者失明的主要原因之一。

（5）糖尿病足：糖尿病患者因末梢神经病变，下肢动脉供血不足以及细菌感染等各种因素，引起足部疼痛、皮肤深溃疡、肢端坏疽等病变，统称为糖尿病足。

（6）感染：常见疖、痈等皮肤化脓性感染，可反复发生。泌尿系感染多见于女性，常反复发作，多转为慢性肾盂肾炎。肺结核发病率高，进展快，易形成空洞。

3.糖尿病急性并发症

糖尿病酮症酸中毒最常见。常见的诱因有感染、胰岛素剂量不足或治疗中断、饮食不当、妊娠和分娩、创伤、精神紧张或严重刺激引起应激状态等。早期酮症阶段仅多尿、多饮、疲乏等；当酸中毒出现时则表现为食欲减退、恶心、呕吐，常伴头痛、嗜睡、呼吸深快有烂苹果味（丙酮味）。病情进一步发展出现严重失水、尿量减少、皮肤干燥、眼球下陷、脉细速、血压下降，甚至休克、昏迷。实验室检查尿糖、尿酮体强阳性。血糖多明显升高可达 16.7～33.3mmol/L 以上。血酮体升高，CO_2 结合力降低。高渗性非酮症糖尿病昏迷是糖尿病急性代谢紊乱的另一临床类型。

（三）有关检查

1.尿糖测定

尿糖阳性为诊断糖尿病的重要线索。

2.血糖测定

空腹及餐后 2 小时血糖升高是诊断糖尿病的主要依据。

3.口服葡萄糖耐量试验（OGTT）

适用于疑有糖尿病而空腹或餐后血糖未达到诊断标准者。WHO 推荐成人口服 75g 葡萄糖；儿童为 1.75g/kg，总量不超过 75g。

4.糖化血红蛋白测定

糖化血红蛋白 A_1（GHbA$_1$）测定可反映取血前 4～12 周血糖的总水平，可以补充空腹血糖只反映瞬时血糖值的不足，成为糖尿病控制情况的监测指标之一。

5.其他

可有高甘油三酯血症、高胆固醇血症、高密度脂蛋白胆固醇降低。

（四）诊断要点

有明显"三多一少"症状，连续 2 次空腹血糖≥7.8mmol/L（140mg/dL）或任意一次血糖≥11.1mmol/L（200mg/dL），即可诊断糖尿病。轻者、无症状者主要依据实验室检查结果。

（五）治疗

糖尿病应坚持早期、长期、综合治疗及治疗方法个体化的原则。

1.饮食治疗

是各种类型及各种程度糖尿病的最基本治疗措施。目的在于减轻胰岛负担，维持标准体重。以控制总热量为原则，给予低糖、低脂、适量蛋白质、高纤维素、高维生素饮食。

饮食治疗特别强调定时定量，严格执行饮食计划并长期坚持。

2.运动治疗

可促进糖的利用，减轻胰岛负担，使血糖下降，为本病有效疗法之一。

3.口服药物治疗

主要包括磺脲类和双胍类降糖药。磺脲类药物有格列本脲（优降糖）和格列喹酮等，适用轻中度糖尿病，治疗应从小剂量开始，根据尿糖和血糖测定结果确定用量。双胍类常用药物有甲福明（二甲双胍），它是肥胖或超重的 2 型糖尿病患者第一线药物。

4.胰岛素治疗

是一种替代疗法。

（1）适应证：1 型糖尿病、糖尿病酮症酸中毒、2 型糖尿病经饮食及口服降糖药治疗未获得良好控制、糖尿病合并应激及其他情况等。

（2）制剂类型：胰岛素制剂可分为速效（普通胰岛素）、中效和长（慢）效三类。

（3）使用原则和剂量调节：胰岛素个人剂量差异很大，需严格个体化。一般初始先用速效制剂，小量开始，逐渐增加，根据血糖和尿糖结果来调整，直至达到满意控制。给药时间每天早、中、晚餐前半小时或加上睡前分别皮下注射。

5.糖尿病酮症酸中毒的处理

（1）胰岛素治疗：通常采用小剂量速效胰岛素加入生理盐水中持续静滴，每 2 小时根据血糖调节胰岛素剂量。

（2）输液：输液是抢救糖尿病酮症酸中毒首要的、极其关键的措施。迅速补充大量液体，纠正严重脱水。

（3）纠正电解质及酸碱平衡失调：根据治疗前血钾水平及尿量决定补钾时机、补钾量及速度。轻、中度酸中毒经充分静脉补液及胰岛素治疗后即可纠正，无须补碱，pH<7.1 的严重酸中毒者予碳酸氢钠静脉滴注。

（4）防治诱因和处理并发症：包括休克、严重感染、心力衰竭、心律失常、肾衰竭、脑水肿等。

（六）护理诊断/问题

1.营养失调，低于或高于机体需要量

与患者胰岛素分泌减少或作用缺陷引起糖、蛋白质、脂肪代谢紊乱有关。

2.有感染的危险

与血糖增高、脂代谢紊乱、营养不良、微循环障碍等因素有关。

3.潜在并发症

药物不良反应。

（七）护理措施

1.饮食护理

合适的饮食护理有利于减轻体重，控制高血糖和防止低血糖，改善脂代谢紊乱和高血压。

（1）制定总热量：根据患者理想体重和工作性质计算每日所需总热量。成人每日每公斤体重休息状态下给予热量 105～125.5kJ（25～30kcal），轻体力劳动 125.5～146kJ（30～35kcal），中度体力劳动 146～167kJ（35～40kcal），重体力劳动 167kJ（40kcal）以上。

（2）食物营养成分分配：碳水化合物占饮食总热量的 50%～60%；蛋白质约占总热量的 15%，成人每日每公斤理想体重 0.8～1.2g；脂肪占总热量 25%～30%，每日每公斤体重 0.6～1.0g。

（3）每餐热量合理分配：每日三餐分配为 1/5、2/5、2/5 或 1/3、1/3、1/3；也可按四餐分为 1/7、2/7、2/7、2/7。

（4）饮食注意事项：①严格定时进食；②控制总热量，是控制饮食的关键，保持总热量不变的原则下，凡增加一种食物时应同时减去另一种食物，以保证饮食平衡；③严格限制各种甜食；④进行体育锻炼时不宜空腹，防止低血糖；⑤保持大便通畅，每日饮食中食用纤维含量＞40g 为宜；⑥每周定期测量体重一次，如果体重改变＞2kg，应报告医师。

2.运动指导

根据年龄、体力、病情及有无并发症指导患者循序渐进、长期坚持，尤其对 2 型肥胖患者应鼓励运动、适当体力劳动。强调因人而异、循序渐进，相对定时、定量，适可而止。

3.用药护理

（1）口服降糖药：除应了解各类降糖药物的作用、剂量、用法外，还应注意药物的不良反应和注意事项，指导患者正确服用，及时纠正不良反应。磺脲类药物主要不良反应是低血糖反应，双胍类药物不良反应有腹部不适、口中金属味、恶心、畏食、腹泻等，偶有过敏反应。

（2）胰岛素治疗的护理。

1）胰岛素不良反应及处理：①低血糖反应，是最主要的不良反应，与剂量过大和（或）饮食失调有关，应及时检测血糖，根据病情进食糖果、含糖饮料或静注50%葡萄糖注射液20～30mL；②胰岛素过敏，表现为注射部位瘙痒，继而出现荨麻疹样皮疹；③注射部位皮下脂肪萎缩或增生，停止该部位注射后可缓慢自然恢复。

2）使用胰岛素注意事项：①剂量准确；②按时注射，普通胰岛素于饭前30分钟皮下注射，鱼精蛋白锌胰岛素在早餐前1小时皮下注射；③注射部位应选皮肤松软处，如上臂外侧、臀部、大腿前及外侧、腰部、腹部均可，且要按顺序轮流选择；④混合注射胰岛素时，先抽普通胰岛素，再抽中、长效胰岛素。

4.糖尿病酮症酸中毒的护理

（1）病情观察：①监测生命体征及神志变化，尤其注意血压、体温、呼吸及呼气味；②观察尿量的变化，记录出入量；③监测血、尿糖，血、尿酮体，电解质，肾功能及血气分析。

（2）遵医嘱补液：给予胰岛素，纠正水电解质及酸碱平衡紊乱。

（3）昏迷护理：对于昏迷者应加强口腔、皮肤护理，保持呼吸道通畅，预防呼吸系统、泌尿系统感染，防止血栓性静脉炎及肌肉萎缩，防止患者坠床等。

（八）健康教育

教会患者血糖、尿糖的测定技术，掌握糖尿病控制良好的标准。掌握口服降糖药的应用方法和不良反应，注射胰岛素的方法及低血糖反应的观察和处理。掌握饮食治疗的具体要求和措施。掌握体育锻炼的具体方法及注意事项。指导患者定期复诊，一般每 2～3 个月复检糖化血红蛋白，以了解病情控制情况，及时调整用药剂量。每年定期全身检查，以便尽早防治慢性并发症。

第三章 外科疾病护理

第一节 外科疾病的一般护理

1.入院接待

患者入院时护士应热情主动迎接，准备好床单位，做好入院宣教，建立住院病历及一览卡，并通知管床医生。

2.病情观察

按病情、医嘱实行分级护理。严密观察患者症状及体征变化，观察治疗效果和药物不良反应，发现异常立即报告医生。入院后测血压每天一次，连续3天，以后按病情、医嘱测量。入院3天内，每天测体温、脉搏、呼吸4次，如体温正常者，可每天测1次；如体温在37.5℃以上者，每天测3次；体温38.5℃以上者，每4小时测一次；体温39℃以上者，按高热的护理措施护理，凡物理降温后30分钟，要测量体温1次，按规定记录填写。

3.饮食护理

在病情允许的前提下，给予易消化、高热量、高蛋白、高维生素饮食。手术患者根据病情做好术前、术后饮食指导及饮食前、后护理。

4.皮肤护理

做好危重患者护理，对危重、休克、高热、大手术后等患者做好皮肤护理，定时翻身、拍背，以预防肺部并发症和褥疮。

5.排便护理

每天准确记录24小时大便次数，3天未排大便者，应报告医生，做通便处理。

6.预防感染

及时准确地执行医嘱，合理应用抗生素。遵守无菌操作原则，护理操作前后必须洗手

（或手消毒），防止交叉感染。

7.急腹症护理

急诊患者未明确诊断前暂禁食及禁用镇痛药物，及时告知医生诊治，做好抢救准备及必要处理。

8.标本收集

协助各种检验标本收集和进行各种特殊检查的准备。

9.心理护理

关心、安慰患者，增强患者信心，使其积极配合治疗和护理。

10.健康指导

根据病情做好疾病相关知识及药物知识宣教，指导患者进行手术前后特殊体位及功能锻炼。

一、手术前后的护理

（一）外科术前患者一般的护理

1.饮食与休息

根据患者手术的种类、方式、部位和范围，加强饮食指导，鼓励摄入营养丰富、易消化的饮食。病情允许者，适当增加白天活动，告知放松技巧，促进患者睡眠。

2.心理护理

了解患者心理变化，耐心解释手术必要性，帮助患者正确认识病情，解除顾虑，积极配合治疗和护理。

3.术前检查

遵医嘱完成术前各项心、肺、肝、肾功能及凝血时间、乙型肝炎、输血全套及血型等检查。协助医师最大限度地改善心、肺、肝、肾功能，提高患者手术耐受力。

4.呼吸系统准备

鼓励患者术前练习有效咳嗽、排痰等方法，吸烟者术前 2 周停止吸烟，防止呼吸道分泌物过多。已有呼吸道感染者，给予有效治疗。

5.胃肠道准备

成年人术前禁食 8～12 小时，禁饮 4～6 小时，肠道手术前 3 日开始做肠道准备。

6.皮肤准备

术前 1 天沐浴、洗头、修剪指甲及更衣，做好手术区皮肤准备。

7.术前适应性训练

指导患者练习在床上使用便盆，以适应术后床上排尿和排便。教会患者自行调整体位和床上翻身的方法，以适应术后体位的变化；部分患者还应指导练习术中所需体位，减轻患者的不适感。

8.病情观察

观察生命体征及病情变化，详细询问患者有无不宜手术的情况。

9.健康指导

告知术前准备的必要性，术后配合的技巧及康复知识，使患者对手术风险及可能出现的并发症有足够的认识及心理准备。介绍手术室的环境和术中配合注意事项等。

10.手术日常护理

（1）测量体温、脉搏和呼吸，详细询问患者有无不宜手术的情况。嘱患者取下活动义齿、戒指、项链、发卡和其他贵重物品。

（2）遵医嘱予以术前用药，留置胃管、导尿等。患者送至手术室前与手术室护士共同查对姓名、床号、住院病历号、领血单，填写手术患者交接单，术中用药随同患者带入手术室，排尽尿液。

（3）患者入手术室后，根据手术类型及麻醉方式准备麻醉床，备好床旁用物，根据病情备好急救药品及设备。

（二）外科术后患者一般的护理

1.安置患者

与麻醉师和手术室护士做好床边交接，并填写手术患者交接单。观察患者意识恢复和麻醉苏醒情况。搬动患者时动作轻稳，注意保暖。检查静脉输液是否通畅，正确连接各种引流装置，并妥善固定引流袋，遵医嘱给氧。

2.体位

根据麻醉类型及手术方式安置患者体位。全麻未醒者，取平卧位，头偏向一侧，使口腔分泌物或呕吐物易于流出，避免误吸。

3.饮食护理

全身麻醉后非消化道手术患者术后 6 小时无恶心、呕吐可进流食，逐渐改为软食、普通饮食；胃肠道手术后需禁食，禁食期间由静脉补充充足的水、电解质和营养素，必要时早期提供肠内和肠外营养支持，根据胃肠功能恢复情况从流质饮食逐步过渡至普食。

4.病情观察

（1）生命体征：根据病情及医嘱定时测量血压、脉搏、呼吸、体温至生命体征平稳。发现早期休克征象或其他异常情况应立即告知医生，并做好抢救准备。

（2）切口观察：观察切口有无渗血、渗液，保持切口敷料清洁干燥。观察切口有无疼痛及疼痛的时间、部位、性质和规律，并给予相应的处理和护理。

（3）引流管护理：保持各引流管通畅，防止堵塞或扭曲，观察引流液的量及性状并记录，每天更换引流装置，如有异常及时通知医师。胃肠减压管在肠功能恢复、肛门排气后拔除，其他引流管视具体情况而定。

（4）排尿护理：术后 6～8 小时未排尿者应检查膀胱是否充盈，可诱导排尿，必要时给予导尿处理。

5.静脉补液

术后输液的量、成分和输注速度，取决于手术的大小、器官功能状态和疾病严重程度。必要时遵医嘱输血浆、红细胞等，以维持有效循环血量。

6.早期活动

早期活动利于增加肺活量、减少肺部并发症、改善血液循环、促进切口愈合、预防深静脉血栓形成、促进肠蠕动的恢复。病情稳定后鼓励患者早期床上活动，争取在短时间内起床活动。

7.心理护理

加强巡视，及时与患者沟通，了解患者的心理反应，鼓励患者表达自己的感受，给予安慰和解释，消除不良心理。鼓励患者加强生活自理能力，指导患者正确面对疾病及预后。

8.健康教育

指导患者合理摄入均衡饮食，保证机体足够的能量，有利于康复；保护切口局部皮肤，伤口未愈者应定时换药；带引流袋出院者防止脱出，观察引流情况，定期更换引流装置，注意休息，劳逸结合，促进机体功能的恢复。告知患者恢复期间可能出现的症状，有异常立即返院检查。

二、外科感染

外科感染是指需要外科手术治疗的感染性疾病和发生在创伤、手术、器械检查或有创性检查及治疗后的感染。按致病菌种类分为非特异性感染和特异性感染两大类。非特异性感染包括疖、痈、蜂窝织炎、急性阑尾炎、急性骨髓炎等；特异性感染包括破伤风气性坏疽、结核病等。

（一）护理措施

1.手术治疗护理

（1）清淡饮食。

（2）手术区皮肤准备。

（3）脓肿有波动时，应及时切开引流，保持引流通畅。

（4）按医嘱及时应用抗生素治疗。

（5）糖尿病患者应积极治疗，控制好血糖水平。

（6）术后保持伤口清洁干燥。

2.非手术治疗护理

（1）适当休息，局部感染患者，患肢抬高并制动，全身化脓性感染患者应卧床休息；破伤风患者住单间隔离病房，严格执行接触隔离制度，病房用深色窗帘，避免强光刺激，保持安静，治疗与护理尽量集中进行，谢绝探视，专人守护；气性坏疽患者执行接触隔离制度，抬高患肢。

（2）加强营养和支持疗法，给予高蛋白、高热量、高维生素饮食，必要时可少量多次输注新鲜血或成分输血，酌情提供肠内和肠外营养支持。

（3）局部感染：早期可采用理疗和外敷药物等，促进炎症消退。

（4）全身感染：患者根据医嘱及时准确应用抗生素，预防并发症。高热患者给予物理降温。

（5）心理护理：关心和体贴患者、了解患者情绪变化，消除患者及家属顾虑，缓解其不良情绪，鼓励患者树立战胜疾病的信心。

（二）病情观察要点

1.局部感染

患者的观察局部红、肿、热、痛的变化，炎症区域是否扩大，有无全身反应如畏寒、发热等。面部尤其是"危险三角区"的感染，严禁挤压。

2.全身感染

观察严密观察病情变化，定时测量体温、脉搏、呼吸和血压，注意神志变化和有无内脏损害的表现，注意有无新的转移性脓肿出现，警惕发生感染性休克。

3.破伤风

密切观察病情变化及用药效果，频繁抽搐者注意抽搐发作的症状、持续时间和间隔时间等，详细做好记录。遵医嘱使用镇静和安眠药，保证患者安全，防止意外损伤、床边备好急救用药，必要时行气管切开。

4.气性坏疽

密切观察体温、脉搏、呼吸和血压，警惕感染性休克发生；密切观察伤口疼痛、肿胀情况，是否出现捻发音；伤口分泌物做细菌培养，连续三次阴性者可解除隔离。

（三）健康指导

（1）注意个人卫生和皮肤清洁。

（2）积极预防和治疗原发性病灶，正确及时处理伤口。

（3）加强自我保护，避免创伤。

（4）进行功能锻炼，促进患肢功能尽快恢复。

第二节　普通外科疾病

一、单纯性甲状腺肿

单纯性甲状腺肿又称"地方性甲状腺肿"，主要是由于环境缺碘引起。初期表现为两侧呈对称性弥漫性肿大，逐渐可扪及多个或单个结节，较大的甲状腺肿可引起压迫症状，少数结节性甲状腺肿可继发功能亢进和恶变。一般以非手术治疗为主，但对于有明显压迫症状的巨大甲状腺肿、胸骨后甲状腺肿和结节性甲状腺肿宜做甲状腺大部分切除术。

（一）护理措施

1.术前护理

（1）心理护理：多与患者沟通，了解患者对所患甲状腺疾病的认识。

（2）给予患者高热量、高蛋白和高纤维素的食物，并保证足够的液体入量，避免饮用浓茶、咖啡等刺激性饮料，戒烟戒酒。

（3）完善术前检查：除全面的体格检查外，还包括颈部 X 线及喉镜等，以了解气管是否受压。测定基础代谢率，排除甲状腺功能亢进症。

（4）训练手术体位：术前指导患者训练手术体位（头低、颈过伸位，即垫高肩部）。

（5）床旁备气管切开用物，以备术后抢救使用。

2.术后护理

（1）术后取平卧位：全麻清醒后可取半坐卧位，利于呼吸和切口引流。24 小时内减少颈部活动，减少出血。在改变卧位、坐起和咳嗽时用手固定颈部，以减少震动，保持舒适。

（2）麻醉清醒后，可选用温或冷流质饮食，避免过热食物引起手术部位血管扩张，加重创口渗血，以后逐步过渡到半流质和软食。

（二）病情观察要点

1.密切观察生命体征的变化

注意颈部肿胀伤口渗血情况，如有伤口渗血，及时更换浸湿的敷料，估计并记录出血量。

2.有颈部引流管者

注意观察引流液的量和颜色，妥善固定引流管，避免其受压、打折和脱出。

3.并发症的观察及护理

（1）呼吸困难和窒息：气管塌陷，应立即行气管切开或气管内插管。切口内出血压迫气管所致呼吸困难，颈部明显肿胀，应迅速拆开缝线、敞开切口、清除血肿，结扎出血的血管。

（2）喉头水肿者遵医嘱立即应用大剂量激素，如地塞米松 30mg 静脉滴注，若呼吸困难无好转，可环甲膜穿刺或气管切开。黏痰堵塞气管者应立即吸痰或行超声雾化吸入。

（3）喉返神经损伤：声音嘶哑，为单侧喉返神经受压或损伤所致，经理疗、发声训练等处理后，一般在 3～6 个月，可逐渐恢复；双侧喉返神经损伤可引起失声，严重者发生呼吸困难甚至窒息，如发生窒息，应立即行气管切开，并做好气管切开护理。

（4）喉上神经损伤：外支神经损伤，可引起声带松弛和声调降低；内支损伤可引起进食，特别是饮水时发生误咽或呛咳，告知患者经理疗后可自行恢复，消除其紧张焦虑情绪。

（5）手足抽搐：若术中误伤或挫伤甲状旁腺，可引起口唇及四肢发紧、麻木、手足刺痛、抽搐等甲状旁腺功能减退症表现。应加强监测血钙浓度动态变化。抽搐发作时立即给予 10%的葡萄糖钙或氯化钙 10～20mL 缓慢静脉推注。

（三）健康指导

1.功能锻炼

患者在切口愈合后，可逐步练习颈部活动，促进颈部功能恢复。

2.防治方法

在流行地区，食用碘化食盐，每 10～20g 食盐中均加入碘化钾或碘化钠 1g。多食含碘丰富的海带、紫菜等，必要时遵医嘱给予药物治疗。

二、甲状腺功能亢进症

甲状腺功能亢进症简称甲亢，是由于各种原因致甲状腺素分泌过多而出现以全身代谢亢进为特征的内分泌疾病。典型表现为甲状腺呈弥漫性肿大，患者性情急躁、失眠、双手颤动、怕热、多汗、心悸、食欲亢进但消瘦、双侧眼球突出、基础代谢率增高等。

（一）护理措施

1.术前护理

（1）完善术前检查。

①基础代谢率（BMR）测定：在禁食 12 小时、睡眠 8 小时以上、静卧、空腹状态下进行。常用 BMR 简易计算公式：BMR%=脉压+脉率－111。正常 BMR 为±10%，+20%～+30%为轻度甲亢，+30%～+60%为中度甲亢，+60%以上为重度甲亢。

②血清总 T_3、总 T_4（TT_3、TT_4）为甲状腺功能基本筛选试验，不受外来碘干扰，甲亢时增高。

③促甲状腺激素（TSH）明显降低时有助于甲亢诊断。

④颈部摄 X 线片：了解气管有无受压或移位；心脏彩超或心电图检查，了解心脏有无扩大、杂音或心律失常；喉镜检查，确定声带功能。

⑤测定血钙、血磷的含量，了解甲状旁腺功能状态。

（2）药物准备：遵医嘱使用碘剂，常用复方碘溶液（卢戈液），每日 3 次，第 1 日每次 3 滴，第 2 日每次 4 滴，依次逐日递增至每次 16 滴止，维持此剂量至手术。可将碘剂滴在饼干或馒头上一同服用，以减少其对胃黏膜的刺激。术前不用阿托品，以免引起心动过速。

（3）饮食护理：给予高热量和高维生素的食物，少食多餐，保证术前营养状态良好，禁用浓茶、咖啡等刺激性饮料，忌烟忌酒。

（4）术前体位锻炼：训练患者适应头低肩高位，患者采取颈仰卧位，头部去枕，后颈与肩部垫一高 10～20cm 长枕。术前 2～3 天即开始进行锻炼，每天数次。使其适应术中颈过伸的体位；指导患者深呼吸和有效咳嗽的方法，有助于术后保持呼吸道通畅。

（5）术前心理适应：消除患者的顾虑和对手术的恐惧，避免情绪激动。精神过度紧张或失眠者，适当应用镇静剂和安眠药。保持环境安静和通风良好，指导患者少活动，适当卧床休息，以免体力消耗。避免外来过多的不良刺激。

（6）患者床旁备无菌盘、气管切开包、吸引装置。

（7）眼部护理：眼睑不能闭合者注意保护角膜和结膜，预防结膜炎和角膜炎。

2.术后护理

（1）体位与引流：术后取平卧位，待血压平稳后或全身麻醉清醒后改半卧位，以利于呼吸和引流。

（2）麻醉清醒后，先给患者少量的温水或凉水，若无呛咳、误咽等不适，可给予便于吞咽的微温流质饮食，过热可使手术部位血管扩张加重渗血，以后逐步过渡到半流食和软食。

（3）急救护理：甲状腺危象主要是由于术前准备不足，甲亢症状未能很好地控制。多发生于术后 12～36 小时。主要是表现为高热（体温＞39℃），脉快而弱（＞120 次/分），大汗、烦躁、谵妄甚至昏迷，护士要对上述症状密切观察，加强护理、巡视，一旦出现上述症状，立即告知医生并配合急救。

①立即吸氧，物理降温，建立静脉通道，根据医嘱输入大量葡萄糖溶液。

②药物应用：按医嘱口服复方碘化钾溶液 3～5mL，紧急时将 10%碘化钠 5～10mL 加入 10%葡萄糖溶液 500mL 中静脉滴注，同时按医嘱应用肾上腺皮质激素、普萘洛尔（心得安）、镇静药物，有心力衰竭者按医嘱给予洋地黄类药物。

（4）药物：患者术后继续服用复方碘化钾溶液。每日 3 次，以每次 16 滴开始，逐日减少 1 滴，直至病情稳定。年轻患者术后常口服甲状腺素，每天 30～60mg，连服 6～12 个月，以抑制促甲状腺素的分泌和预防复发。

（二）病情观察

严密观察病情，监测血压、脉搏、呼吸、体温变化，观察有无切口渗血，声音嘶哑、呛咳、误吸等并发症的发生。

1.呼吸困难和窒息

多发生于术后 48 小时内，是最危险的并发症，术后应常规床旁放置无菌气管切开包和无菌手套、氧气装置、吸引器和抢救药品。术后痰多而不易咳出者，应做好保持呼吸道通畅的护理，帮助和鼓励患者咳痰和雾化吸入。

2.喉返神经损伤

一侧的喉返神经损伤，可引起声音嘶哑，可由健侧声带代偿性地向患侧过渡内收，6 个月内发声好转。双侧喉返神经损伤，可出现严重的呼吸困难甚至窒息，应及时与医生联系做气管切开。喉返神经损伤，若外支损伤，引起声带松弛，声调降低；若内支损伤，患者进食时，特别是饮水时会发生呛咳。如患者进水及流质饮食时发声呛咳，要协助患者进食，一般经理疗后可自行恢复。

3.手足抽搐

多数患者症状轻且短暂，只有面部、唇部或手足的针刺样麻木感或强直感，经 2～3 周后未受损伤的甲状旁腺代偿增生而使症状消失。严重者可出现面部和手足阵发性痛性痉挛，甚至可发生喉肌和膈肌痉挛，引起窒息。在护理过程中，患者的饮食要适当控制，限制含磷较高的食物，如牛奶、瘦肉、蛋类、鱼类等。症状轻者可口服葡萄糖酸钙 2～4g，每日 3 次，维生素 D_2 每日 5 万～10 万 U，以促进其在肠道吸收。

（三）健康教育

（1）心理疏导：引导患者正确面对疾病，积极配合治疗，合理控制情绪，保持精神愉快。

（2）坚持在医生指导下服药，不要自行停药或怕麻烦不坚持用药，若出现心悸、手足震颤、抽搐等症状及时就诊。

（3）在高代谢状态未控制前，必须给予高热量、高蛋白、高维生素饮食，保证足够营养。

（4）合理安排工作、学习及生活，避免过度紧张。

（5）定期门诊随访，及时了解病情变化。

三、甲状腺肿瘤

甲状腺肿瘤分良、恶性两种。良性肿瘤常见于甲状腺腺瘤。恶性肿瘤常见于甲状腺癌，70%为乳头状癌，多发生于中青年女性，除未分化癌外（预后差），基本治疗方法为手术切除，并辅助应用口服甲状腺素片、放射性核素治疗以及外放射治疗等。

（一）护理措施

1.术前护理

（1）热情对待患者，了解其对所患疾病的感受和认识，对准备接受的治疗方式的想法。告知甲状腺疾病的有关知识。说明手术的必要性、手术的方法、术后恢复过程及预后情况。

（2）术前检查：协助医生完成各项化验检查：影像学检查了解有无气管受压或移位；喉镜检查确定声带功能；测定血钙和血磷含量，了解甲状腺功能状态。

（3）教导患者练习手术时体位，将软枕垫于肩部，保持颈过伸位。必要时，剃除其耳后毛发，以便行颈淋巴结清扫术。术前晚予以镇静催眠剂，使其身心处于接受手术的最佳状态。

（4）床旁备气管切开用物：床旁备好气管切开包及吸引装置，以备术后抢救使用。

2.术后护理

（1）体位与引流：术后取平卧位，待血压平稳后或全身麻醉清醒后改半卧位，以利于呼吸和引流。保持引流管通畅，防止引流管受压或脱出，认真记录引流液的量和颜色。

（2）麻醉清醒后，先给患者少量的温水或凉水，若无呛咳、误咽等不适，可给予便于吞咽的微温流质饮食，过热可使手术部位血管扩张加重渗血，以后逐步过渡到半流食和软食。

（二）病情观察

（1）密切观察血压、脉搏、呼吸、体温变化，观察颈部有无肿胀，伤口有无渗血。如有伤口渗血，应及时告知医生，查明出血原因，更换浸湿敷料，估计出血量并记录。出血较多时，需拆开缝线，清除血肿，结扎出血的血管。

（2）观察有无呼吸困难及窒息、声音嘶哑、呛咳、误吸、手足抽搐等并发症发生，如有异常，应及时报告医生并协助处理。

（三）健康指导

（1）加强肩关节和颈部功能锻炼，促进颈部功能恢复。

（2）心理和生理调适：如为恶性肿瘤，帮助患者面对现实，调整心态，配合后续治疗。对于切除全部甲状腺后，应早期给予足够量的甲状腺素制剂，以抑制促甲状腺激素的分泌，对减少肿瘤复发有一定的作用。并指导服药方法及注意事项。

（3）术后定期复诊：教导患者自行颈部检查，如发现结节、肿块，及时来院复查。

四、急性乳腺炎

急性乳腺炎是乳腺的急性化脓性感染，是乳腺管内和周围结缔组织炎症，多发生于产后哺乳期的妇女，尤其是初产妇更为多见。主要是由于乳汁瘀滞、乳头破损、细菌侵入、抗病能力下降所致。哺乳期的任何时间均可发生，但以产后3～4周最为常见，故又称产褥期乳腺炎。临床表现有患侧乳房胀痛，继之出现寒战、高热等全身症状。治疗主要是抗感染、脓肿引流等。

（一）护理措施

1.非手术治疗护理

（1）乳房的护理。

①乳房应保持清洁、干燥，经常擦洗。产妇分娩后第一次哺乳前用温水毛巾清洁乳头和乳晕，忌用肥皂、乙醇等刺激皮肤的液体擦洗，以免引起局部皮肤干燥、皲裂。若乳头处有痂垢时先用油脂浸软后再用温水洗净。

②每次哺乳前后均用温水毛巾擦洗干净，哺乳前用手轻揉乳房，使其刺激泌乳反射。

③每次喂乳时应让婴儿吸空乳汁，如乳汁充足、婴儿吸不完时用吸乳器将多余的吸出，以免乳汁淤积再生，并且预防乳腺管阻塞及两侧乳房大小不一等情况。同时注意婴儿吸吮姿势，吸吮时不能含着乳房入睡，这样容易引起乳腺炎。

（2）哺乳期的护理：初产妇一般产后3日内，因淋巴和静脉充盈，乳腺管不畅，乳房可胀实有硬结，触之疼痛，稍有轻度发热。一般于产后 1 周乳腺管畅通后自然消失，也可用下列方法缓解。

①尽早哺乳，可促进乳汁排出。

②哺乳前热敷乳房，使乳腺管畅通，在两次哺乳的中间可冷敷乳房以减少局部充血、肿胀。

③按摩乳房，从乳房边缘向乳头中心按摩，也可使乳腺管畅通，减少疼痛。

④佩戴乳罩，扶托乳房，减少疼痛。

⑤若发现乳房局部出现红、肿、热、痛症状或发现有结节，提示患有乳腺炎。

（3）乳头皲裂的护理。

①产妇在喂乳时应取正确、舒适且松弛的喂乳姿势，哺前应湿敷乳房和乳头 5 分钟左右，同时按摩乳房，挤出少量乳汁使乳晕变软容易让婴儿含吮。

②先在损伤轻的乳房哺乳，以减轻对另一侧乳房的吸吮力。婴儿应将乳头及大部分乳晕含在口内。

③哺乳后，挤出少许乳汁涂在乳晕和乳头上，短暂暴露并使乳头干燥，因乳汁具有抑菌作用且含丰富蛋白质，能起修复表皮的作用。

④疼痛严重时可用乳头罩间接哺乳。

（4）退乳护理：疾病或其他原因不能哺乳者或终止哺乳者应尽早退奶。产妇在饮食营养上注意限进汤类食物，停止吸吮及挤奶。按医嘱给予己烯雌酚，如己泌乳，用皮硝退奶，将皮硝 250g 碾碎装布袋分敷于两乳房上并固定。皮硝受湿应更换再敷，直至乳房不胀。还可用生麦芽 50g 泡茶饮，每日 3 次，连服 3 日配合退奶。

（5）疼痛护理：向患者解释疼痛的原因，做好安慰和心理疏导，应嘱患者停止哺乳，指导患者用吸乳器吸出乳汁，以缓解疼痛，减少细菌生长繁殖而加重病情；协助患者采取舒适卧位，教患者用宽松的胸罩或绷带将两乳托起，避免下垂可减轻疼痛；饮食应清淡，禁食发奶之物如鱼、米酒，防止营养过剩而刺激乳汁分泌加重乳汁淤积所引起疼痛。

2.手术治疗护理

（1）做好手术切开排脓的心理护理：耐心向患者说明和解释手术的目的、过程、麻醉及手术医生技术水平等情况，正确解答患者的疑问，给患者以安全和信任感，消除紧张情绪；术后给患者精神上以安慰和支持，关心、体贴患者，及时处理术后不适。

（2）局部皮肤的护理：按手术要求进行备皮，保持清洁卫生等待手术。

（3）脓肿切开后应保持引流通畅，观察伤口情况，2～3天后开始换药，注意脓液的量、颜色、气味，保持伤口敷料干燥，防止交叉感染。

（4）伤口疼痛厉害，患者难以忍受，必要时可按医嘱给止痛剂；若疼痛剧烈、持续不减者，应检查伤口是否引流不畅，及时与医生联系。

（5）监测体温变化：定时测量体温，并做好记录，根据体温变化情况给予相应处理，体温在39℃以上可行物理降温，冰袋冷敷头部；体温超过39.5℃，给予乙醇擦浴或大动脉处冷敷。

（6）控制感染：遵医嘱给予抗生素，减少毒素吸收。局部给予热敷、物理疗法或药物外敷，促使炎症消散或局限。

（7）补充营养和水分：发热患者消化功能吸收功能降低，机体分解代谢增加，糖、脂肪、蛋白质及维生素等营养物质大量消耗，应给予营养丰富、易消化的流质或半流质，并嘱患者少食多餐。高热时患者皮肤出汗增多，致水分大量丧失，应鼓励其多饮水。尤其是药物降温后出现大汗淋漓，护士应及时给患者喂水。对不能进食者，按医嘱予以静脉输液，以补充水分、电解质和营养物质。

（8）做好口腔护理：发热患者由于唾液腺分泌减少，口腔黏膜干燥，同时机体抵抗力下降，极易引起口腔炎和黏膜溃疡。应在清晨、餐后及睡前患者或协助患者漱口，如口唇干裂可涂润滑油保护，防止口腔感染。

（9）做好皮肤清洁：发热患者在退热时往往大量出汗，应及时擦干汗液，更换衣服和床单，保持皮肤的清洁，防止受凉。

（10）皮肤完整性受损的护理：如已发生乳癖，需向患者解释乳癖形成的原因，安慰患者，使患者配合治疗并停止哺乳。遵医嘱给予口服己烯雌酚，煎服中药炒麦芽，或用适量芒硝装在纱布袋内敷于患乳上，以终止乳汁分泌，及时换药，促进伤口的愈合。

（二）健康指导

（1）初产妇在分娩前3个月应注意乳房的护理，每日用手指牵拉乳头数次，使乳头和乳晕皮肤较为坚韧，减少婴儿吸吮而发生皲裂。

（2）有先天性乳头内陷，在分娩前3个月开始做矫正乳头内陷的动作，指导孕妇自己用双手的拇指和示指上下及左右适当用力在乳晕处下压乳房组织，同时做离乳头方向牵拉，反复操作数次，乳头稍凸出后，改用手指捏住乳头向外提拉，每日操作数次，多数乳头内陷可得到矫正。

（3）养成良好的哺乳习惯：定时哺乳，排空乳汁；培养婴儿不含乳头睡眠的好习惯。保持婴儿口腔卫生，及时治疗婴儿口腔炎。乳头、乳晕破损时，症状严重时应及时就诊。

五、乳腺癌

乳癌是女性最常见的恶性肿瘤之一。早期常无自觉症状，多在无意中发现乳房肿块，最多见于乳房的外上象限，肿块为无痛、单发、质硬、表面不光滑，与周围组织分界不清且不易推动。可有乳头内陷、"酒窝征"、"橘皮样"改变等乳房外形改变。晚期出现恶病质表现，治疗以手术为主，铺以化疗、放疗、激素、免疫治疗等综合治疗措施。

（一）护理措施

1.术前护理

（1）心理护理：帮助患者建立战胜癌症的信心，解释手术方式、麻醉方法，手术后的形体变化，化疗引起的胃肠反应、脱发，激素治疗的男性化改变等，告知术前、术后注意事项，对患者提出的问题耐心解释，让患者相信切除一侧乳房不会影响工作及生活，与常人无异。并告知乳房重建的可能性，必要时请其他患者现身说法，以取得合作，并以良好的心态接受手术。

（2）妊娠期及哺乳期发生乳癌的患者，应立即终止妊娠或停止哺乳，以免因激素作用活跃而加重病情发展。

（3）术前协助做好心、肺、肝、肾功能的常规检查，加强营养给予高热量、高蛋白、高维生素饮食。

（4）按手术要求认真备皮，应上至锁骨上部，下至脐水平，两侧至腋后线，包括同侧上臂上 1/3 和腋窝部，需植皮者同时做好供皮区皮肤。备皮时注意操作仔细，避免割伤（尤其是腋窝）。

（5）药物过敏试验、备血、禁饮食、麻醉前用药遵医嘱、插导尿管。

2.术后护理

（1）严密观察体温、血压、脉搏、呼吸的变化，患侧上肢远端的感觉、运动及血液循环情况。

（2）术后患者病情平稳后改半卧位，以利呼吸和引流，术后患者常因伤口疼痛不敢咳嗽和排痰，应协助患者做咳嗽活动，加强支持疗法。

（3）患者术后 6 小时无麻醉反应可给予正常饮食，并注意营养的补充，以利患者术后恢复。

（4）根治术后用绷带或胸带加压包扎，松紧适宜，若发现患肢皮肤颜色温度异常，及时报告医生并协助处理。

（5）手术后创面常规放置引流管，便于吸出皮瓣下积气、渗血、渗液，以利于皮瓣愈合。导管需保持通畅并做双固定，防止脱落滑出。患者在床上翻身时防止引流管折叠、扭曲或受压。

（6）辅助治疗：伤口愈合后根据病情进行放疗或化疗。放疗期间注意有无放射性皮炎发生；化疗期间注意检查肝、肾功能及白细胞计数，若白细胞计数<$3×10^9$/L，应停止化疗并对症处理。

（7）心理护理：鼓励患者逐渐接受自我形象的改变，正确面对疾病和治疗，鼓励其家人及朋友多给予关心、支持，积极参加适当的社会活动。

（二）病情观察要点

（1）观察患肢血运：如皮肤呈紫黑色，伴皮温低，提示腋部供应血管受压，应及时调整绷带松紧度,以患侧上肢血运恢复正常为宜。如绷带或胸带松脱滑动应重新加压包扎,减少创腔的积液,使皮瓣或植皮片与胸壁紧贴以利伤口愈合。同时注意有无胸闷、呼吸困难等,如出现上述反应,应立即检查胸部,包括肺部听诊和 X 线胸部检查,以判断有无因手术损伤胸膜而引起的气胸。禁止在患侧上肢测血压、抽血、皮下注射、静脉输液等。

(2)伤口皮下积液、积血时以无菌操作原则进行穿刺吸除,及时更换敷料,保持伤口干燥,必要时使用抗生素防治感染,皮瓣坏死范围大时考虑切除及植皮。

(3)术后化疗或放疗前应了解患者的血常规、肝肾功能、有无胃肠道疾病等,若有肝、肾、心、肺功能障碍,造血功能低下者,应列为禁忌。抗癌药对造血系统骨髓有抑制作用,若白细胞、血小板低于正常以下,应停止化疗,使用升高白细胞药物;放疗对骨髓有抑制作用,应每周检查一次白细胞和血小板,低下者与化疗处理相同。注意保持照射野皮肤清洁干燥,避免摩擦、热敷、理疗、涂刺激性药物和肥皂水擦洗。

(三)健康指导

(1)功能锻炼:术后 1～3 天开始手指及腕部的主动和被动活动;3～5 天活动肘部;5～7 天鼓励患者以患侧手指触摸对侧肩部及同侧耳朵的锻炼;术后 1～2 周,待皮瓣基本愈合后,可进行肩关节活动或循序渐进地抬高患侧上肢,增加手指爬墙、梳头等锻炼。

(2)遵照医嘱坚持放疗或化疗,并定期到医院复查。

(3)出院后不宜在患侧上肢测量血压、行静脉穿刺,避免皮肤破损,减少感染的发生,防止肢体肿胀。避免用患侧上肢搬、提、拉过重物体。

(4)根治术后,对自己要有自信心,为矫正胸部形体的改变,可佩戴义乳或行乳房再造术。

(5)术后 5 年内避免妊娠,因妊娠常促使乳癌复发。

(6)指导妇女普及乳房自查技能,以利早期发现。早诊早治自查技巧:站在镜前以各种姿势对比双侧乳房是否对称、一致;注意皮肤颜色,乳头是否内陷,两臂放松垂于身侧,向前弯腰,双手高举压于头后,双手叉腰用力向中线推压或仰卧床上,手指平放乳上,轻压,从外向乳头逐圈检查乳房有无包块,被查侧的手臂放于身侧检查一遍,压在头后再查一遍，同法查对侧，疑有异常即去医院检查。

六、腹外疝

腹外疝是腹腔内某一脏器或组织连同壁腹膜，经腹壁薄弱点或孔隙向体表突出。腹壁强度降低和腹内压力增高是发病的两个主要因素。临床上可分为易复性疝、难复性疝、嵌顿性疝和绞窄性疝四种类型。除禁忌证外，一般应尽早施行手术治疗。

（一）护理措施

1.术前护理

（1）向患者解释腹外疝的病因、诱发因素以及手术治疗的必要性，消除患者的各种顾虑。对老年患者应注意其心、肺、肝、肾等重要脏器的功能及有无糖尿病。

（2）疝块较大者应减少活动，多卧床休息，下床活动时应用疝带压住疝环，以免腹腔脏器脱出后难以回纳而导致嵌顿。

（3）除紧急手术外，凡术前有咳嗽、便秘、排尿困难等腹内压升高因素，均应给予处理，待症状控制后再择期手术。否则易导致疝修补手术失败，术后疝复发。例如，吸烟者应术前2周开始戒烟；注意保暖，预防受凉感冒；多饮水，多吃蔬菜等粗纤维食物，以保持大便通畅。

（4）术前嘱患者沐浴，按疝手术备皮范围严格备皮。特别注意做好会阴部、阴囊的皮肤准备，同时应避免损伤皮肤，以免引起感染。

（5）术前晚用肥皂水灌肠，清除肠内积粪，以防止术后腹胀和便秘。患者进手术室前需排空小便，避免术中误伤膀胱。

（6）嵌顿性疝及绞窄性疝因具有急性肠梗阻特点，往往会产生水、电解质和酸碱平衡失调，应予紧急手术。术前除一般护理外，应予禁食、输液、胃肠减压，以纠正水、电解质及酸碱平衡失调，并认真做好备血、抗感染等术前准备工作以减少术后并发症的发生。

2.术后护理

（1）术后应取平卧位，膝下垫一软枕，使髋关节及膝关节微屈，以松弛腹股沟伤口的张力，减轻腹腔内的压力，利于切口愈合和减轻切口疼痛。次日可改为半卧位。早期可做适当床上活动。一般 3～5 日后可考虑下床活动，但年老体弱者，复发性疝、绞窄性疝、巨大疝患者应适当延迟下床活动，卧床时间可延迟到术后 10 日。这样，既有利于手术切口的愈合，又可避免腹内压增高，引起疝复发。卧床期间应加强对患者饮食及排便的护理。

（2）一般患者术后 6～12 小时若无恶心、呕吐可进流质饮食，次日可进软食或普食。对绞窄性疝做肠切除、肠吻合术后的患者应禁食，待肠道功能恢复后，方可进流质饮食，再逐渐过渡为半流质及普食。

（3）预防腹内压增高：术后剧烈咳嗽及用力大小便均可引起腹内压升高，不利于切口愈合。因此，术后需注意保暖，防止感冒咳嗽。如有咳嗽应及时治疗，并嘱患者在咳嗽时用手掌按压保护切口，以免影响伤口愈合。保持大、小便通畅，便秘者应及时给予通便药物，嘱患者不要用力排便。术后避免过早重体力劳动，以免疝复发。

（4）尿潴留处理：手术后因麻醉或手术刺激引起尿潴留者，可采用诱导排尿的方法或针刺治疗，以促进膀胱平滑肌的收缩，必要时行导尿术。

（二）病情观察要点

1.观察腹部体征

若患者腹痛，疝块突然增大，紧张发硬且触痛明显，用手推送不能回纳腹腔，应警惕发生嵌顿性疝的可能，立即告知医生，紧急处理。

2.观察阴囊血肿及水肿

因阴囊比较松弛、位置较低，渗血、渗液易积聚于阴囊。为避免阴囊内积血、积液和促进淋巴回流，术后可用丁字带托起阴囊，并用 0.5～1kg 沙袋压迫手术部位 24 小时，防止局部发生血肿，并严密观察阴囊肿胀情况。

3.切口感染

是疝复发主要原因之一，一般疝修补术为无菌手术，不应发生感染。而绞窄性疝行肠切除、肠吻合术，切口易发生感染，术后应使用抗生素，并保持敷料清洁、干燥，避免大、小便污染。若发现敷料污染或脱落，应及时更换。术后应密切观察体温、脉搏的变化及切口有无红、肿、疼痛等感染征象，一旦发现切口感染，应及时处理。

（三）健康指导

（1）出院后注意保暖，预防感冒、咳嗽。

（2）患者出院后仍需注意休息，可适当活动，并逐渐增加活动量，但 3 个月内应避免重体力劳动或提举重物。

（3）应多吃营养丰富且含粗纤维的食物，以防止因便秘导致腹内压增高而引起疝复发。

（4）如果疝复发，应及早诊治。

七、门静脉高压症

门静脉高压症是指门静脉血流受阻、血液瘀滞而引起门静脉及其分支的压力增高（＞24cmH_2O）的一组病理综合征。在我国 90% 以上的门静脉高压是由于肝炎后肝硬化引起的肝窦变窄或闭塞。临床表现为脾大、脾功能亢进、呕血和黑便、腹腔积液等。治疗原则为预防和控制急性食管、胃底曲张静脉破裂引起的上消化道出血，解除或改善脾大、脾功能亢进，治疗顽固性腹腔积液。

（一）护理措施

1.非手术治疗护理

（1）保持水、电解质及酸碱平衡，对腹腔积液和水肿患者，记录出入量，并按医嘱限制钠的摄入量。对使用利尿剂的患者，注意补钾，防止发生低血钾。

（2）依据病情的需要提供适当的饮食指导，并安排舒适的进食环境，对食欲不振、恶心、呕吐患者，在进食前，应给予口腔护理，促进食欲，增加进食量。除肝性脑病患者外，可给予高糖、高维生素和高蛋白、易消化饮食。脂肪吸收不佳患者，应特别补充脂溶性维生素。但若患者有肝性脑病先兆者，应暂时给予低蛋白饮食，因过多的蛋白质会引起肝性脑病，而过低的蛋白质会引起负氮平衡。

（3）有明显低蛋白血症者，宜输入白蛋白或血浆。严重贫血者宜输全血或红细胞。

（4）食管静脉曲张患者的护理。

①指导饮食，防止腹内压增高，指导患者避免食用粗糙或刺激性食物，避免用力解便、打喷嚏、抬重物等增加腹内压的活动。

②呕血时，将患者头偏向一侧，勿坐起，及时清理呕吐物和血迹，防止呕吐物误吸引起窒息或吸入性肺炎。并密切监测生命体征，警惕有无皮肤湿冷、烦躁不安、血压下降、心率增快、尿量减少等失血性休克的表现。

③迅速建立静脉通道，输血、输液补充血容量，保证重要脏器的血液灌注，避免不可逆损伤。

④有效止血，若有食管胃底静脉曲张出血，可用垂体后叶素 200U 溶于 5% 葡萄糖 200mL 内，在 20～30 分钟内静脉滴注，必要时 4 小时可重复应用。经内镜止血，主要是将硬化剂直接注射到曲张静脉腔内，使曲张静脉闭塞，其黏膜下组织硬化，还可经内镜行食管曲张静脉套扎术。内镜止血主要用于食管静脉曲张出血的治疗，对胃底曲张静脉破裂出血无效。三腔管压迫止血，是利用充气的气囊分别压迫胃底和食管下段的曲张静脉，以达到止血的目的，通常用于对血管加压素或内镜治疗食管胃底静脉曲张出血无效的患者。

（5）患者应尽量卧床休息，以节省精力和能量，降低肝脏的代谢率，减轻肝脏的负担，还可增加肝脏的血流量，有助于肝细胞修复，改善肝循环，减轻腹腔积液和水肿。

（6）三腔管是门脉高压症合并上消化道大出血所用的重要抢救物品之一，管长 100cm，又称三腔二囊导管。二囊指前端有两个气囊，一个圆形的胃气囊，充气后压迫胃底另一个圆柱形的食管气囊，充气后压迫食管下段。三腔是指管内有三道彼此分隔的管腔，一通胃气囊，可向胃气囊内注气；一通食管气囊，可由此处向食管气囊注气；另一通胃腔，可经胃管吸出胃内容物或给予止血剂。三腔二囊管的护理如下。

①置管前的护理：检查三腔二囊管性能完好，做好标识，向患者解释放置三腔二囊管的目的、意义，取得患者配合。

②置管配合：平卧头偏向一侧或卧位，及时清除口腔、鼻腔分泌物；用液状石蜡润滑鼻腔，保持黏膜湿润，按要求置入三腔二囊管。

③置管后的护理：三腔二囊管压迫期间应每 12 小时放气 20～30 分钟，避免黏膜因长时间受压而发生溃烂、坏死。床边备剪刀，严密观察并适当调整牵引绳松紧度，谨防气囊上滑堵塞咽喉，如发生呼吸困难或窒息，应立即剪断气囊管。三腔二囊管放置 48～72 小时

或出血停止 24 小时后，可考虑拔管。拔管时，放松牵引，先排空食管气囊，再排空胃气囊，继续观察 24 小时后若无出血，口服液状石蜡 30～50mL，缓慢轻巧地拔出三腔二囊管。如气囊压迫 48 小时，胃管内仍有鲜红血液流出，说明气囊压迫止血无效，应做好急诊手术的准备。

（7）患者常有焦虑、易怒、忧郁、失眠等情绪，多与患者沟通，给予安慰和鼓励，增强患者的信心，使其积极配合治疗。

2.手术治疗护理

（1）术前护理。

①注意休息，避免劳累，以减轻肝脏负担。必要时卧床休息。避免引起腹内压升高的因素，如便秘、咳嗽、负重、劳累及恶心等。

②给予低脂、高热量、高维生素饮食。肝功能正常者，给予优质蛋白饮食，肝功能不良者，应限制蛋白质的摄入。避免进食粗硬、油炸及刺激性食物。饮食不宜过热，口服药片需研成粉末冲服。腹腔积液者给予低盐饮食。

③碱性溶液可促进氨的吸收，加重病情，故肠道准备时禁用肥皂水灌肠，可口服 50% 的硫酸镁或使用生理盐水清洁灌肠。术前如需放置胃管，动作轻柔，选用细管，多涂润滑油，以免引起出血。

④严重腹腔积液的患者，使用利尿剂时，密切监测水、电解质的情况及 24 小时尿量。术前 1 周起应用维生素 K3。

（2）术后护理。

①密切监测体温、呼吸、脉搏、血压、尿量等生命体征，并观察有无胃内出血等症状。

②麻醉未清醒前去枕平卧，头偏向一侧，以免呕吐物误吸；麻醉清醒、血压平稳后去半卧位。手术后不宜过早下床活动，一般需卧床 1 周，翻身时动作要轻柔，以防血管断端破裂出血。

③肠蠕动功能恢复后，指导患者进食流质饮食，逐步改为半流质及软食；忌食粗糙、刺激性和过热食物。

④保持胃管及腹腔引流管通畅，观察和记录引流液的性状和量，及时发现有无腹腔内出血的征兆。

⑤术后感染发热是术后常见的反应，一般38℃左右，2~3日后恢复正常，如持续发热在38.5℃以上，多为并发症所致。如手术切口感染、胸膜炎或肺部感染、深部静脉血栓性静脉炎、肝细胞损害等，须加以注意。

⑥监测患者水、电解质、酸碱平衡情况，由于肝功能受损，糖原贮存减少，遵医嘱补充葡萄糖、氨基酸、维生素C及白蛋白、血浆等保肝药物，维持水、电解质平衡。

⑦保持手术切口清洁干燥，腹腔积液及水肿严重者，可延迟手术切口的愈合。观察切口渗出情况，必要时行切口换药。

（二）病情观察要点

（1）患者肝功能障碍，凝血功能差，极易引起出血。要密切观察患者生命体征，尿量及腹腔引流量，观察有无出血倾向。尽量避免使用肌内注射，必须注射时，应尽量使用最小针头。

（2）密切观察生命体征和神志变化，若发现患者定向力减退、嗜睡与躁动交替等，应警惕肝性脑病。

（3）观察患者有无腹痛、腹胀及腹膜刺激征，及时发现有无肠系膜血管栓塞或血栓形成。

（三）健康指导

1.掌握门静脉高压症的有关知识

向患者讲解疾病的病因、症状、体征，指导患者及家属认识门静脉高压症的症状及严重程度。

2.指导患者合理饮食

少量多餐，规律进食。避免食用辛辣、油炸、粗糙和坚硬的食物，以免损伤食管黏膜，诱发再出血。禁烟酒，少喝咖啡、浓茶。

3.指导患者养成良好的生活习惯

（1）注意充分休息：避免劳累和过度活动鼓励患者自我照顾，保持安静、乐观的精神，增加战胜疾病的自信心，消除紧张、恐惧、焦虑和抑郁等不良情绪。

（2）防止腹内压升高：刷牙用软毛牙刷，避免用力大便、打喷嚏、抬重物，防止外伤，减少出血危险性。

4.加强保肝措施

肝硬化并未通过门静脉高压症的外科治疗而解决，术后仍然存在出血、肝性脑病的危险，需终身加强保肝措施，切勿掉以轻心，一旦有出血征象，立即来院就诊。

第三节　心胸外科疾病

一、心胸外科一般的护理

（1）按外科疾病患者一般的护理。

（2）活动与休息：注意休息，适量活动，避免劳累，保证充足睡眠。

（3）饮食与营养：进普食，有水肿、心肺功能不全者应给予低盐饮食。食管疾病有梗阻或压迫症状时，给予半流质或流质饮食，必要时静脉补充水、电解质或提供肠内、肠外营养。

（3）病情观察。

①生命体征：患者入院后测量体温、脉搏、呼吸每天 4 次，连续测 3 天，若体温在 37.5℃以上继续测至体温正常 3 天，测体重、血压每周 1 次。

②症状和体征：观察有无胸痛、胸闷、气促、咳嗽咳痰、咯血、呕吐等情况。

（5）辅助检查：肺部疾病患者，收集清晨痰液行痰培养及药敏试验检查，必要时送痰标本查抗酸杆菌、癌细胞等。

（6）心理护理：关心、安慰患者，耐心解释，消除其顾虑及恐惧，树立战胜疾病的信心。

（7）健康指导。

①预防呼吸道感染：对嗜烟、酒患者，劝其戒除，减少术后呼吸道分泌物。

②口腔护理：朵贝尔溶液、甲硝唑或生理盐水漱口，每天 3～4 次。

③体位引流：肺部化脓性疾病者痰量多时需行体位引流。按病灶部位指导患者采取合适体位，如病灶在下叶，取俯卧位，床脚抬高 15°～20°；病灶在中叶，取仰卧位，床脚角度为 15°～20°；病灶在上叶，取半卧位，角度为 30°～60°。每天 2～3 次，每次 10～15 分钟，以促进痰液排出，并记录 24 小时痰量及性状。

二、胸部损伤

胸部损伤是指胸壁、胸膜及胸腔内脏器，由于外来暴力作用或器械（刀、枪等）所致的损伤。根据是否穿破壁层胸膜、胸膜腔与外界是否相通，分为闭合性和开放性两大类。严重损伤者往往可发生呼吸循环障碍，严重缺氧、休克等，必须及时抢救。

（一）急救处理

1.连枷胸

用厚敷料加压包扎患处胸壁，以消除反常呼吸。

开放性气胸：用多层凡士林纱布外加棉垫迅速封闭胸壁伤口，变开放性气胸为闭合性气胸。

积气量多的闭合性气胸或张力性气胸：立即用粗针头于伤侧第 2 肋间锁骨中线处刺入胸膜腔排气，再施行胸腔闭式引流。

休克：立即补充血容量，抗休克处理。病情无明显好转且出现胸膜腔内活动性出血者，迅速做好剖胸探查止血术的准备。

2.体位护理

病情稳定者取半卧位，休克患者取休克卧位。

3.饮食护理

暂禁食、水。

（二）病情观察

1.生命体征

严密观察生命体征、神志、瞳孔、胸部、腹部和肢体活动等情况，警惕复合伤发生。

2.保持呼吸道通畅

氧气吸入，观察呼吸频率、节律及幅度等，患者是否有气促、发绀、呼吸困难等症状，有无气管移位、皮下气肿等。

3.胸腔闭式引流

保持胸腔闭式引流管通畅，观察引流液的颜色、量及性状，若引流血量≥200mL/h，并持续 2～3 小时以上，警惕活动性出血。

4.药物应用

遵医嘱补液（有创伤性湿肺的患者，应控制输液速度 15～30 滴/分），使用抗生素，应用镇痛药，有开放性伤口者应注射破伤风抗毒素。

5.心理护理

关心、安慰患者，消除其顾虑及恐惧，帮助其树立战胜疾病的信心。

（三）健康指导

（1）活动与休息：鼓励患者早期活动，注意适当休息，合理营养，指导训练腹式深呼吸及有效咳嗽排痰。

（2）定期复诊，不适随诊。肋骨骨折患者 3 个月后复查 X 线片，以了解骨折愈合情况。

三、胸腔闭式引流术

胸腔闭式引流术是依靠水封瓶中的液体，使胸膜腔与外界隔离，保持胸膜腔的负压状态。当胸膜腔内积液或积气形成高压时，胸膜腔内的液体或气体可排至引流瓶内；当胸膜腔内恢复负压时，水封瓶内的液体被吸引至引流管下端，形成负压水柱，阻止空气进入胸膜腔，达到胸膜腔引流和减压的目的。

（一）目的

（1）引流胸膜腔内积液、积血及气体，预防感染。

（2）重建胸膜腔内负压，维持纵隔的正常位置。

（3）促进肺的膨胀。

（二）适应证

用于外伤性或自发性气胸、血胸、脓胸及心胸外科手术后的引流等。

（三）操作方法

1.确定插管部位

①排气一般在前胸壁锁骨中线第 2 肋间隙插管；②排液在腋中线与腋后线间第 6 肋或第 7 肋间隙插管；③脓胸选择在脓液聚集的最低位。

2.麻醉

消毒后在局部胸壁全层做局部浸润麻醉。

3.置管

切开皮肤，钝性分离肌层，经肋骨上缘置入带侧孔的胸腔引流管。

4.接闭式引流装置

引流管外接闭式引流装置，固定好各连接部位。

（四）护理要点

（1）协助患者取半卧位，利于引流，改善呼吸。

（2）保持管道密闭：引流管周围用凡士林纱布包盖严密，水封瓶内长玻璃管下端应浸入水面下 3～4cm 并直立，同时检查各连接处是否密封、牢固，以免发生漏气与滑脱。

（3）保持引流通畅：引流瓶水面应低于患者胸腔 60～100cm，每 30～60 分钟自上而下向水封瓶方向挤压引流管，观察水封瓶内长玻璃管中水柱是否随呼吸上下波动，如无波动立即挤压引流管，并鼓励患者做咳嗽、深呼吸运动及变换体位，使其通畅，同时观察患者有无胸闷、呼吸困难及皮下气肿等临床表现并通知医师。

（4）严格无菌操作，防止感染：每天定时更换引流管及水封瓶一次，严格遵守无菌操作规程。保持胸壁引流口处敷料清洁干燥，一旦渗湿，及时更换

（5）观察和记录：观察引流液体的量、性质及颜色，并准确记录。

（6）拔管指征：一般置引流管 48～72 小时，临床观察无气体溢出，或引流量明显减少且颜色变浅，24 小时引流液＜50mL，脓液＜10mL，胸部 X 片示肺膨胀良好无漏气，患者无呼吸困难，即可拔管。

（7）拔管后观察患者有无胸闷、咳嗽、呼吸困难、渗液、出血、皮下气肿等异常，如出现上述情况立即通知医生紧急处理，必要时重新放置闭式引流管。

（五）注意事项

（1）若每小时血性引流量超过 200mL，持续 3 小时，考虑胸腔内活动性出血，立即通知医生，同时准备输血及使用止血药物。

（2）搬运患者时，应先双重夹闭引流管，以防瓶内液体逆流或空气进入。

（3）患者下床活动时，应用网袋或塑料袋将引流瓶垂直提起于膝下 5cm，不可高于胸壁引流口。

（4）若引流管脱落，立即捏紧引流口皮肤；若水封瓶摔破，立即钳闭胸腔导管或用手将导管反折捏住，应紧急处理，及时更换引流装置。

（5）一般 48 小时后应无气体溢出，如引流瓶内随患者呼吸、咳嗽、说话时仍有气泡溢出，应注意有无支气管肺泡漏气，及时通知医生。

四、肺癌

肺癌是呼吸系统常见的恶性肿瘤，多数起源于支气管黏膜上皮，亦称支气管肺癌。早期常无症状，癌肿增大后，可出现刺激性咳嗽、痰中带血，当阻塞较大的支气管时，可出现胸闷、气促、胸痛等症状，晚期由于肿瘤压迫或转移，可发生与受累组织相关的征象。原则上以手术为主，结合放疗、化疗、中医中药及免疫等综合治疗方法。

（一）护理措施

1.术前护理

（1）参照心胸外科疾病患者一般的护理。

（2）活动与休息：注意休息，适当活动。长期卧床的患者，指导做深呼吸运动及吹瓶或吹气球练习，病情许可鼓励下床活动。

（3）饮食与营养：给予高热量、高蛋白、高维生素易消化饮食，必要时可静脉补充营养。

（4）呼吸道护理：指导并劝告患者戒烟，保持口腔卫生。痰液多时行体位引流，痰液黏稠不易咳出者可行超声雾化吸入、吸痰等，遵医嘱应用抗生素或祛痰药等。

（5）心理护理：关心、安慰患者，耐心解释，消除其顾虑及恐惧，帮助其树立战胜疾病的信心。

（6）术前指导。

①指导患者练习腹式呼吸，有效咳嗽和排痰，以促进肺扩张。

②训练手术侧手臂及肩部主动活动，以维持关节正常功能。

③讲解术后配合方法，介绍术后放置胸腔引流管的目的及注意事项。

2.术后护理

（1）参照外科术后患者一般的护理。

（2）体位护理：肺叶切除者可取平卧或侧卧位，肺段切除术或楔形切除术者选择健侧卧位，全肺切除者取 1/4 侧卧位，若有血痰或支气管瘘，取患侧卧位。血压稳定后可取半坐卧位。

（3）饮食护理：患者意识恢复且无恶心、呕吐现象，拔出气管插管后即可开始饮水。肠蠕动恢复后，可开始进流质、半流质饮食逐渐过渡至普食，给予高热量、高蛋白、高维生素、易消化饮食。

（4）呼吸道护理：观察患者呼吸频率、幅度及节律以及双肺呼吸音，有无气促、发绀等征象，指导患者深呼吸，有效咳嗽、咳痰，有缺氧症状时给予氧气吸入，注意有无呼吸窘迫现象发生。

（5）胸腔引流：保持引流通畅，观察引流液的颜色、量及性状，当引流血量≥200mL/h，持续 2～3 小时以上，警惕有活动性出血。全肺切除的患者术后所置的引流管一般呈钳闭状态，应定时开放，每小时 1 次，每次 5～10 分钟，每次放液量不宜超过 100mL，速度宜慢，以维持气管、纵隔于中间位置，避免引起纵隔移位。

（6）药物应用：遵医嘱补液，使用抗生素，注意输液的量和速度，全肺切除术后患者应控制钠盐摄入，24小时补液量宜控制在2000mL，速度以20～30滴/分为宜。疼痛患者可适当给予镇痛药，同时观察患者呼吸频率、节律、幅度，是否有呼吸受抑制的征象。

（二）病情观察

1.生命体征

术后2～3小时，每15分钟测量生命体征1次，脉搏和血压稳定后改为30分钟至1小时测量1次，术后24～36小时严密监测血压波动情况。

2.切口观察

切口有无红、肿、热、痛等感染征象；观察切口敷料是否干燥，如有渗湿及时更换。

3.并发症观察

有无出血、感染、肺不张、支气管胸膜瘘、肺水肿、呼吸窘迫综合征等并发症。如有异常及时通知医生处理。

（三）健康指导

1.活动与休息

鼓励患者早期下床活动。术后第1天，生命体征平稳，协助患者下床或在床旁站立移步；第2天起，可扶持患者绕病床在室内行走3～5分钟，根据病情逐渐增加活动量，但行全肺切除术的患者应绝对卧床7～10天，床上活动。

2.功能锻炼

进行腹式深呼吸，有效咳嗽、咳痰，吹气球等训练，促进肺膨胀；进行抬肩、抬臂、举手过头或拉床带活动，预防术侧肩关节强直及失用性萎缩。

3.出院指导

出院后数周内，进行呼吸运动及有效咳嗽练习，加强营养，注意口腔卫生，戒烟，定期复查，不适随诊。

五、食管癌

食管癌是常见的一种消化道肿瘤。早期常无自觉症状，偶有轻微的吞咽不适，中晚期典型症状为进行性吞咽困难，患者逐渐消瘦、贫血、脱水及营养不良。以手术治疗为主，辅以放疗、化疗等综合治疗。

（一）护理措施

1.术前护理

（1）参照心胸外科疾病患者一般的护理。

（2）饮食与营养：能进食者给予高热量、高蛋白、高维生素、易消化、无刺激性饮食；对于仅能进流食或不能进食且营养状况较差者可静脉补充液体、电解质或提供肠内、肠外营养。

（3）口腔护理：进食后漱口，保持口腔卫生，积极治疗口腔疾病。

（4）呼吸道准备：指导进行有效咳嗽、咳痰和腹式深呼吸训练，吸烟者劝其戒烟。

（5）胃肠道准备。

①术前1周遵医嘱口服抗生素溶液冲洗食管，起到局部消炎和抗感染作用。

②术前8小时禁食，术前4小时禁饮。对进食后有滞留或反流者，术前1天用生理盐水加抗生素口服或置胃管行食管冲洗。结肠代食管患者，按普通外科术前肠道清洁准备。

③术晨常规置胃管，通过梗阻部位时不能强行进入，以免穿破食管。

2.术后护理

（1）参照外科术后患者一般的护理。

（2）体位护理：血压稳定后取半卧位，利于呼吸和引流。

（3）饮食护理。

①术后禁食禁饮3～4天，持续胃肠减压，禁吞咽唾液，抗生素漱口液漱口每天4～6次，保持口腔清洁卫生。

②术后3～4天胃肠功能恢复后，可经胃或空腹营养管滴入营养丰富的流质饮食。开始可用5%葡萄糖盐水缓慢滴入60～100mL，如无腹胀、腹痛等不良反应，术后5～6天开始进食全量清流质（如鱼汤、混合奶、菜汤等）饮食，每小时给予100mL，每日6次。

③术后3周患者若无特殊不适可进普食，注意少量多餐，避免进食生、冷、硬、刺激

性食物，进食不宜过多、过快。

（4）呼吸道护理：听诊双肺呼吸音，观察患者有无缺氧征兆，注意呼吸频率、幅度及节律变化。鼓励患者深呼吸，有效咳嗽、咳痰。咳痰不畅时行雾化吸入、吸痰，必要时气管切开，保持呼吸道通畅。

（5）引流护理：妥善固定各引流管，保持引流通畅，观察引流液的颜色、量及性状，做好记录。如胃管脱出，应严密观察病情，不应盲目插入，以免发生吻合口瘘。

（6）药物应用：遵医嘱使用抗生素，静脉补充营养，维持水、电解质、酸碱平衡。化疗患者避免输液外渗，如有恶心、呕吐等不良反应，对症处理。

（7）心理护理：关心、安慰患者，耐心解释，消除其顾虑及恐惧，帮助其树立战胜疾病的信心使其积极配合。

（二）病情观察

1.生命体征

术后持续监测生命体征变化，平稳后可1～2小时测量1次。

2.切口保持

切口敷料干燥，渗出时及时更换，观察局部有无红、肿、热、痛等感染征象。

3.并发症

进食后如出现呼吸困难，刺激性咳嗽、胸痛、脉速、体温升高、白细胞增高等症状，应警惕发生吻合口瘘。立即停止进食，行胸腔闭式引流、抗感染及营养支持治疗。若胸腔闭式引流量多，性状由清亮逐渐转为浑浊，患者出现胸闷、气急、心悸甚至血压下降等症状，提示有乳糜胸，应尽早行胸导管结扎术及胸腔闭式引流术。

（三）健康指导

1.饮食指导

少量多餐，细嚼慢咽。避免进食过硬、刺激性食物和碳酸饮料。每餐后饮用温开水100mL左右以冲洗食管，预防食管炎症。饭后勿立即平卧，睡眠时将枕头垫高，防止胃液反流至食管。

2.定期复诊

定期复查，坚持后续治疗。

第四节　泌尿外科疾病

一、泌尿外科一般的护理

（一）参照外科疾病患者一般的护理

（二）饮水与补液

肾功能良好者，鼓励患者多饮水或适当补液，每天饮水可达 2000～3000mL；肾衰竭、尿少、尿闭、全身水肿者，应严格限制患者补液量及饮水量，并准确记录 24 小时出入液量。

（三）排尿观察

观察患者有无排尿异常，如少尿、无尿、尿频、尿痛、排尿困难及尿潴留等。观察尿液颜色性状及量的改变，如血尿、脓尿、乳糜尿。有血尿者注意观察血尿的量，分辨是初始血尿、全程血尿还是终末血尿，是间歇性血尿还是持续性血尿等。

（四）标本收集

根据检查要求，正确收集晨尿或 24 小时尿液做肾功能检查。

（五）引流管护理

因病情需要而留置引流管的患者，应做好引流管的护理。

1.妥善固定

患者活动或翻身时注意引流管有无牵拉、移位或脱落。

2.保持通畅

经常检查引流管有无堵塞、扭曲或受压，保持引流管通畅。

3.无菌操作

更换引流管或引流袋时应严格无菌操作，防止污染，引流液避免逆流，预防感染。

4.严密观察

观察引流液的颜色、性状、量并准确记录，发现异常及时通知医生处理。

（六）健康指导

做好疾病相关知识及药物知识健康宣教，取得患者配合。

二、泌尿系统损伤

泌尿系统损伤以男性尿道损伤最多见，肾、膀胱次之，输尿管损伤最少见。泌尿系统损伤的主要表现为出血和尿外渗。大出血可引起休克，血肿和尿外渗可引起剧烈疼痛和继发感染，严重时导致脓毒血症、肾周脓肿。肾损伤按受伤机制可分为开放性肾损伤、闭合性肾损伤。按损伤所致的病理改变可分为轻度肾损伤、重度肾损伤和肾蒂损伤。

（一）单侧闭合性肾损伤病情较轻者

1.护理措施

（1）休息与体位：绝对卧床休息2～4周，可适度床上活动，预防压疮及下肢静脉血栓的形成。

（2）饮食护理：卧床期间给予清淡半流质饮食。

（3）药物治疗：遵医嘱给予止痛、止血、预防感染等药物治疗。

2.病情观察

（1）生命体征的观察：每2小时测量血压、脉搏一次，如血压下降，伴血尿加重，则表示有活动性出血，应及时通知医生进行处理。

（2）观察伤侧肾区及腹部体征，有无腰痛、局部肿胀、腹肌紧张等症状。

（3）酌情留置导尿管，观察尿液颜色、量及性质变化，并做好记录。

（二）严重肾损伤者

需行肾探查，严重的肾周围感染应行肾周脓肿切开引流术。

1.护理措施

（1）术前护理。

①做好术前准备，禁食、备皮、备血。

②严密监测生命体征变化，出现休克者参照休克的护理处理。

③给予留置导尿管，观察尿液颜色、性质变化。

（2）术后护理。

①休息与体位：全麻患者术后去枕平卧6小时，病情稳定后酌情取半卧位，以利引流。肾修补术及肾部分切除术的患者，术后需卧床休息2～4周，方可下床活动。肾全切除术的患者，术后鼓励早期下床活动。

②饮食护理：术后肠通气后可进高热量、高维生素、半流质饮食，增进营养，以利康复。

③引流管的护理：保持引流管的通畅，妥善固定，避免扭曲，每日更换无菌引流袋一次。

④药物治疗：按医嘱给予抗感染、止血等药物治疗，输液滴数不宜过快。

2.病情观察

（1）严密监测生命体征变化，做好护理记录。

（2）观察切口敷料有无渗血、渗液，如有浸湿及时更换。

3.健康指导

告知患者进高蛋白、高热量、高维生素饮食，并适量饮水。3个月内避免剧烈活动和过度劳累。

（三）尿道损伤

尿道损伤是泌尿系最常见的损伤，男性多于女性。损伤轻，无排尿障碍者无须手术治疗，可多饮水，卧床休息，预防感染，2～4周可痊愈。尿道损伤严重时，需行尿道修补术或尿道会师术。

1.急诊观察及护理

（1）休息与卧位：损伤严重伴出血性休克者应取休克卧位；骨盆骨折致后尿道损伤患者须平卧，避免随意搬动。

（2）饮食护理：可进清淡半流质饮食，需手术者，通知患者禁食、禁水。

（3）病情观察：严密观察生命体征变化，每1～2小时测量血压、脉搏、呼吸一次。防止尿潴留及尿外渗，留置导尿管或行膀胱穿刺造口术留置膀胱造口管。切勿强行排尿，以免加重尿外渗。

（4）药物治疗：损伤严重伴休克者应立即采取输血、输液等抗休克措施。预防感染，按医嘱使用抗生素。

（5）有手术指征者，在抗休克同时，积极做好术前准备。

2.术后护理

（1）休息与体位：术后卧床休息1～2周，可逐步下床活动。

（2）饮食护理：尿道修补术及尿道会师术后，肠蠕动恢复后，可进流质饮食。

3.病情观察

观察生命体征变化，及时做好记录。留置导尿管及膀胱造口引流管者保持引流管通畅，观察引流液的性质及量的变化。排便时避免污染会阴部创面，伤口敷料渗湿时及时更换。

4.健康指导

鼓励多饮水，保持尿路通畅。尿道损伤易并发尿道狭窄，应向患者解释行尿道扩张的意义，出院后仍需定期行尿道扩张。

三、泌尿系结石

泌尿系结石又称尿石症，是泌尿外科的常见疾病。包括上尿路（肾、输尿管）结石和下尿路（膀胱、尿道）结石。典型临床表现为疼痛和血尿，并发感染时有尿路刺激症状。治疗原则为去除病因，根据结石的大小、数目、部位、肾功能和全身情况及有无并发症制定治疗方案。目前临床上分为非手术治疗和手术治疗两类方法。非手术治疗方法有口服排石药物和体外冲击波碎石治疗。手术治疗方法分为微创手术和开放手术两类。其中微创手术主要为钬激光碎石术，因为创伤小，疼痛轻，术后恢复快，患者乐于接受。

（一）非手术治疗

（1）参照泌尿外科患者一般的护理。

（2）活动与休息：鼓励患者多活动，适当做一些跳跃性的体育运动，以促进结石排出。

肾绞痛发作时患者应卧床休息，根据医嘱应用解痉、镇痛药物。

（3）饮食护理：适当调整饮食，延缓结石增长速度，减少复发。肾功能良好者，可大量饮水，每天 2000～4000mL。保持每天尿量大于 2000mL，以利于结石排出。

（4）药物应用：口服排石药物者，按医嘱行黄体酮（20mg/d）肌内注射，以扩张输尿管平滑肌，增加输尿管蠕动。有尿路感染者，根据尿细菌培养及药物敏感试验结果选用抗生素。

（二）手术治疗

1.护理措施

（1）术前护理。

①参照泌尿外科患者一般的护理。

②控制感染：有感染或血尿者，应先控制感染后方可手术。

③术前准备：术前 1 天准备手术区域及会阴部皮肤，根据医嘱备血，术前晚行普通灌肠 1 次。开放手术者，术前半小时拍摄腹部平片。

④心理护理：关心、安慰患者，耐心解释，消除其顾虑与恐惧，帮助其树立战胜疾病的信心。

（2）术后护理。

①参照外科术后患者一般的护理。

②体位与休息：上尿路结石术后侧卧位或半卧位，以利引流；肾实质切开者，应卧床 2 周；经膀胱镜钳夹碎石后，适当变换体位，增加结石排出。较大结石碎石后宜采取患侧卧位，以利结石随尿液排出。

③饮食护理：术后禁食 12 小时，肠功能恢复后方可进食。可进高蛋白、高维生素、营养丰富的半流质或软食，少进易胀气的食物。

④引流管护理：观察引流液的颜色、量和性质，并保持通畅。肾造口管一般于术后 12 天拔除，拔管前先夹管 2～3 天，若患者无患侧腰痛、漏尿、发热等不良反应，即可拔除肾造瘘管。开放手术术后留置腹膜后引流管，一般于术后 3～5 天拔除。

2.病情观察

（1）生命体征观察：术后监测生命体征变化，及时准确做好记录。

（2）切口护理：保持切口敷料干燥，观察切口有无渗血、渗液。

3.健康指导

（1）大量饮水：肾功能恢复良好者，鼓励患者多饮水，并在饮水后多活动，每天宜饮水 2500～3000mL。成年人保持每天尿量 2000mL 以上，以防结石复发。

（2）饮食指导：含钙结石者宜食用含纤维丰富的食物，限制含钙成分多的食物摄入，如牛奶、豆制品等。草酸盐结石宜进食低草酸饮食，少食菠菜、马铃薯、芝麻酱等。磷酸盐结石宜少食排骨、蛋黄、咖啡等。尿酸结石不宜摄入含嘌呤高的食物，如动物内脏、鱼、肉及家禽等。

（3）用药指导：采用药物降低有害成分，碱化或酸化尿液，预防结石复发。

（4）定期复诊：泌尿系结石复发率高，应告知患者定期行尿液化验、X 线或 B 超检查，观察有无结石复发、残余结石等情况。

四、良性前列腺增生

良性前列腺增生是老年男性的常见病，排尿梗阻是引发临床症状的主要原因，主要表现为尿频、进行性排尿困难、尿潴留等。症状轻者可口服药物治疗，严重者采用手术治疗，如前列腺电切术或前列腺摘除术，其中前列腺电切术具有损伤小、术后恢复快等优点，为临床上治疗前列腺增生的主要手术方法。近年来，临床上使用钬激光、绿激光等方法治疗前列腺增生，也取得了很好的效果。

（一）护理措施

1.术前护理

（1）参照泌尿外科患者一般的护理。

（2）饮水与补液：鼓励患者多饮水或适当补液，保持每天尿量在 1500～2000mL。

（3）引流护理：合并尿潴留、尿路感染、尿毒症等应留置导尿管或耻骨上膀胱造瘘管，保持尿液引流通畅，改善肾功能。

（4）药物应用：术前按医嘱给予雌激素口服，使前列腺收缩，减少术中出血。

（5）术前准备：术前 1 天准备下腹部及会阴部皮肤，根据医嘱备血，术前晚行普通灌肠 1 次。

（6）用物准备：准备膀胱冲洗液，一般为生理盐水 3L/袋，10～20 袋。

2.术后护理

（1）参照外科术后患者一般的护理。

（2）体位与活动：术后平卧 2 天后改为半卧位，早期行下肢的主动或被动运动，预防下肢静脉血栓形成。妥善固定气囊导尿管，防止因体位改变而使气囊移位，失去压迫前列腺窝止血的作用。

（3）持续膀胱冲洗。

①冲洗时间：术后用生理盐水持续冲洗膀胱 3～5 天。

②冲洗速度：冲洗速度可根据尿液颜色而定，色深则快，色浅则慢。前列腺切除术后可见肉眼血尿，随着时间的延长，血尿颜色逐渐变浅，若血尿颜色逐渐加深，说明有活动性出血，应及时通知医生处理。

③保持冲洗管道通畅，若引流不畅应及时施行高压冲洗抽吸血块。

④准确记录尿量，冲洗量和排出量。

（4）引流护理：行前列腺电切术者，术后 3～5 天尿液颜色清澈即可拔除导尿管。术后 7～10 天，可拔除膀胱造瘘管。拔管前先试夹管 1 天，若排尿通畅，即可拔除。

（5）预防膀胱痉挛：因手术创伤刺激，术后患者常会出现膀胱痉挛性疼痛。禁食期间可予双氯芬酸钠栓剂 25～50mg 纳肛，能有效缓解膀胱痉挛疼痛，减少出血。进食后，可予舍尼亭 1mg，每天 2 次，口服 3～5 天。

（6）预防感染：术后应观察体温及白细胞变化，若有畏寒、发热症状，及时处理。每天用消毒棉球擦拭尿道外口 2 次，防止感染。

（7）预防并发症。

①便秘与出血：手术 1 周后，逐渐离床活动。术后常规使用缓泻药，如麻仁丸等，预

防便秘，避免因粪便干结、排尿困难而导致腹压增高引起前列腺窝出血。术后1周内慎用灌肠或肛管排气。

②压疮：加强基础护理及皮肤护理，预防压疮。

③尿频、尿失禁：拔除尿管后，部分患者可能会出现短时间的尿频、尿失禁，多在2～5天自行缓解。可指导患者进行腹肌、肛门括约肌收缩练习，促进尿道括约肌功能的恢复。

④TUR综合征：即电切综合征，原因是术中大量冲洗液被吸收使血容量急剧增加，形成稀释性低钠血症，患者可出现烦躁、恶心、呕吐、抽搐、昏迷，严重者出现肺水肿、脑水肿甚至心力衰竭。此时应减慢输液速度，给予利尿剂、脱水药等对症处理，并密切观察病情变化。

（二）病情观察

密切观察生命体征及意识状态，防止因麻醉及手术刺激引起血压下降或诱发心脑并发症。

（三）健康指导

1.康复训练

术后前列腺窝的修复需3～6个月，因此术后可能仍有排尿异常或溢尿现象，指导患者经常锻炼肛提肌，以尽快恢复尿道括约肌功能，方法是吸气时缩肛，呼气时放松肛门括约肌。

2.生活指导

采用药物或其他非手术治疗者，应避免因受凉、劳累、饮酒、便秘而引起急性尿潴留。手术治疗者术后进食易消化、富含纤维素的食物，预防便秘。术后1～2个月避免剧烈活动，如跑步、骑自行车、性生活等，预防继发性出血。

3.心理指导

术后常出现逆行射精，不影响性交。少数患者会出现阳痿，可查明原因，对症治疗。

五、肾癌

肾癌亦称肾细胞癌，是最常见的肾实质恶性肿瘤。临床表现主要为间歇性、无痛性的肉眼血尿、肿块和疼痛。被称为肾细胞癌的三联征。

（一）护理措施

1.术前护理

（1）参照泌尿外科患者一般的护理。

（2）饮食与营养：胃肠功能健全的患者术前给予高热量、高纤维素、营养丰富饮食，增强患者体质，提高手术耐受力。

（3）纠正血尿：血尿症状轻者，告知多饮水，口服止血药物治疗即可。肉眼血尿明显的患者需静脉应用抗生素及止血药物，贫血者可给予少量多次输血以提高血红蛋白水平及患者抵抗力。观察血尿的颜色、性质及量的变化，做好记录。

（4）术前准备：术前 1 天准备腰部手术区域及会阴部皮肤，根据医嘱备血，术前晚行普通灌肠 1 次。

（5）心理护理：关心、安慰、鼓励患者，告之手术的必要性和疗效，消除其顾虑与恐惧，帮助其树立战胜疾病的信心。

2.术后护理

（1）参照外科术后患者一般的护理。

（2）活动与休息：术后去枕平卧 6～8 小时，麻醉清醒、血压平稳者可取半卧位。第 2 天可适当床上活动，1 周后方可下床活动，避免过早下床活动引起出血。

（3）饮食护理：术后禁食 8～12 小时，肠蠕动恢复后可进清淡易消化半流质饮食，次日即可选择营养丰富饮食，保证营养摄入，促进切口愈合。

（4）引流管护理。

①保持通畅：妥善固定，避免扭曲，保持引流管的通畅，每天更换无菌引流袋一次。

②病情观察：严密观察并记录引流液的颜色、性质及量，若引流液为鲜红色，量较多，并伴有血压下降，说明有活动性出血，应及时输血、补液，应用止血药物，必要时手术止血。

③拔管护理：肾造瘘管一般于手术 12 天后拔除。拔管前先夹管 2～3 天，若患者无患

侧腰痛、漏尿、发热等不良反应，即可拔除肾造瘘管。开放手术后留置腹膜后引流管，一般于术后 3～5 天拔除。

（二）病情观察

1.生命体征

观察术后严密监测生命体征变化，每 30～60 分钟测量血压、脉搏、呼吸一次。若出现血压下降，脉搏增快，提示有活动性出血，应通知医生及时处理。

2.切口护理

保持切口敷料干燥，观察切口渗血、渗液情况，及时更换敷料。

（三）健康指导

1.活动与休息

保证充分休息，适度锻炼，加强营养，增强体质。

2.用药指导

由于肾癌对放疗、化疗均不敏感，生物素治疗是康复期主要治疗方法，告之患者用药的作用及目的，用药期间患者可能会出现低热、乏力等症状，若症状较重，应及时就医。

3.定期复诊

肾癌的近、远期复发率均较高，术后需定期复查，有利于及时发现复发或转移。

六、膀胱癌

膀胱癌是泌尿系统最常见的肿瘤。间断性、无痛性、全程肉眼血尿是其最主要的临床症状，晚期可出现排尿困难和尿潴留。治疗方法以手术治疗为主，化疗、放疗和免疫治疗为辅，手术方式有经尿道膀胱肿瘤电切术、膀胱部分切除术、单纯膀胱切除术和根治性膀胱切除术等。因膀胱肿瘤术后复发率高，并对化疗药物较敏感，所以保留膀胱者术后常给予膀胱化疗药物灌注治疗。

（一）护理措施

1.术前护理

（1）参照泌尿外科患者一般的护理。

（2）饮食护理：给予高蛋白、高热量、易消化、营养丰富的饮食，以纠正贫血。多饮水可稀释尿液，以免血块引起尿路堵塞。

（3）全膀胱切除加肠道代膀胱术患者应行肠道准备。

①药物应用：术前一周口服抑制肠道细菌的抗生素。术前 3 天根据患者的体质及耐受情况，酌情给予缓泻药。术前 1 天给予 50%硫酸镁 60mL 分上午、下午 2 次口服；浓灌洗粉 1 份：19.66g（主要成分为氯化钠、氯化钾和碳酸氢钠等）加入 2000mL 温开水中，1～2 小时服完，并观察患者排便情况。

②术前 3 天开始给予无渣饮食，术前禁食 24 小时，禁水 8 小时。

③术前晚及术晨行清洁灌肠。

（4）补液治疗：术前 3 天开始补液，应用抗生素，必要时输血。

（5）皮肤准备：准备腹部及会阴部皮肤。行膀胱全切加肠道代膀胱术的患者，协助医生确定腹壁肠造口位置，做好标记。

（6）术日晨留置胃管、尿管。

（7）心理护理：关心、安慰患者，耐心解释，消除患者对癌症的恐惧；讲解手术的重要性和尿流改道的必要性，增强患者对手术治疗的信心。

2.术后护理

（1）参照外科术后患者一般的护理。

（2）体位与活动：麻醉清醒，血压平稳者可取半卧位，以利引流。膀胱肿瘤电切术后卧床休息 3～5 天，避免过早下床活动引起出血。膀胱全切加肠道代膀胱术的患者，术后卧床 15～20 天，术后第二天可以适当床上活动，以促进肠蠕动恢复及预防下肢静脉血栓形成。

（3）饮食护理：膀胱肿瘤电切术后 8 小时可进流食，24 小时后即可正常饮食。每天饮水量要求达到 2000～3000mL，以达到内冲洗的作用。膀胱全切术加肠道代膀胱术的患者，需待肛门排气后（一般 5～7 天），方可进少量流食，然后逐步恢复到正常饮食。

（4）肠造口护理：膀胱全切术加肠道代膀胱术后有腹壁造口患者，应观察造口肠管血供情况，涂抹氧化锌软膏或溃疡粉保护造口周围皮肤。指导患者正确使用造口袋，做好肠造口的护理。

（5）膀胱化疗灌注护理：膀胱肿瘤电切或膀胱部分切除术后应定期行膀胱化疗药物灌注治疗。灌注前应先排空膀胱，将药液灌入膀胱后，告之患者分别取左侧、右侧、平卧、俯卧位，每15～30分钟更换体位一次，使灌注的药液充分和膀胱壁接触，保留1～2小时，以充分发挥药物的作用。

（二）病情观察

1.生命体征观察

严密观察生命体征变化，每30～60分钟测量一次。

2.切口护理

观察切口有无出血及漏尿情况，敷料渗湿及时更换。

3.冲洗及引流

膀胱肿瘤电切术后给予膀胱冲洗1～3天，保持冲洗通畅，注意观察冲洗引流颜色、性质及量，各引流管做好标识，妥善固定，保持通畅并观察引流液的变化。

（三）健康指导

1.康复指导

适当锻炼，加强营养，积极戒烟，避免接触苯胺类致癌物质。

2.膀胱灌注

术后坚持膀胱化疗灌注，每周一次，共8次，然后改为每个月一次，共10次，时间为1年。

3.定期复诊

保留膀胱的患者，术后1年内每3个月复查一次膀胱镜检查，了解肿瘤有无复发。定期复查肝、肾、肺等脏器功能，及早发现转移病灶。

4.自我护理

尿流改道术后腹壁造口者，指导患者学会护理造口，保持清洁，定时更换造口袋，以免发生逆行感染。

第四章　眼科护理

第一节　结膜炎

结膜囊通过睑裂直接与外界相通，容易受到外界环境中各种理化因素的刺激和微生物的侵袭。结膜组织中血管和淋巴系统与全身相应结构直接沟通，全身性疾病可波及结膜，邻近部位的疾病也可直接蔓延到结膜，因此，结膜疾病发病率高，其中传染性结膜炎最为常见，结膜炎按发病快慢分为超急性、急性或亚急性和慢性。根据病因分为感染性、免疫性、化学性或刺激性、全身疾病相关性、继发性结膜炎等。

一、细菌性结膜炎

是由细菌感染所致的结膜炎的总称，包括超急性细菌性结膜炎、急性或亚急性细菌性结膜炎和慢性细菌性结膜炎。

（一）病因及发病机制

（1）急性或亚急性细菌性结膜炎又称"急性卡他性结膜炎"，俗称"红眼病"。致病菌多为流感嗜血杆菌、肺炎链球菌、Koch-Weeks 杆菌和金黄色葡萄球菌等。传染性强，多见于春秋季节，可散发感染，也可在集体公共场所流行，多为双眼发病。

（2）淋菌性结膜炎：俗称"脓漏眼"。为淋病双球菌感染所致的一种超急性化脓性结膜炎。传染性极强、破坏性极大、发展快。新生儿患者主要因出生时通过患有淋病的母体产道时被感染所致，多为双眼发病；成人因通过生殖器—手—眼接触传播而自体感染所致，多为单眼发病。

（二）临床表现

1.急性卡他性结膜炎

潜伏期短，起病急，常累及双眼。主要症状有双眼流泪、异物感、灼热感，脓性分泌多,晨起睫毛常粘在一起。检查可见眼睑肿胀、结膜充血显著等,严重时可有假膜。潜伏期1~3天,发病3~4天炎症最重,10~14天可痊愈。病情较重的可持续2~4周。

2.淋球菌性结膜炎

潜伏期很短,病情进展迅速,畏光、流泪、结膜充血水肿伴有大量脓性分泌物,脓液不断从睑裂流出,故有"脓漏眼"之称。严重病例可迅速引起角膜混浊,浸润,周边或中央角膜溃疡甚至角膜穿孔引起眼内炎,严重威胁视力。此外,还可引起全身其他部位的化脓性炎症,如关节炎、脑膜炎、肺炎、败血症等。

(三)治疗

根据病情的轻重可选择结膜囊冲洗、局部用药、全身用药或联合用药。对于超急性细菌性结膜炎,治疗应在诊断性标本收集后立即进行,以减少潜在的角膜及全身感染的发生,局部治疗和全身用药并重。结膜炎波及角膜时,应按角膜炎的治疗原则处理。禁忌包扎患眼。

1.局部治疗

(1)当患眼分泌物多时,可用生理盐水或3%硼酸水冲洗结膜囊。淋菌性结膜炎则用1∶10000的高锰酸钾溶液或1∶5000的青霉素溶液冲洗。冲洗时,患者头部偏向患侧,勿使冲洗液流入健眼。

(2)充分滴用有效的抗生素滴眼液和眼膏。可选用0.1%氧氟沙星、15%磺胺醋酰钠、0.1%利福平、0.5%氯霉素等滴眼液;睡前使用红霉素、妥布霉素眼膏等。淋菌性结膜炎则用5000~10000U/mL青霉素溶液频繁滴眼。

2.全身治疗

淋菌性结膜炎应全身及时使用足量有效的抗生素,常肌注或静脉点滴大剂量青霉素或头孢曲松钠(菌必治)。青霉素过敏者可用壮观霉素(淋必治)。

3.健康指导

(1)培养良好的卫生习惯,注意洗手和个人卫生,勿用手或衣袖拭眼,手帕、毛巾等经常换洗,阳光下晒晾消毒。提倡一人一巾一盆或用流水洗脸。

（2）加强公共卫生管理，旅店、游泳馆等服务行业更应注意监管。

（3）急性患者需隔离，以避免传染，防止流行。淋菌性结膜炎严格消毒患者用过的物品，用过的纱布、棉球等要进行焚烧掩埋。

（4）单眼患病时应防止健眼被感染。

（5）医护人员与患者接触后必须洗手消毒以防止交叉感染。接触淋菌性结膜炎患者时应戴防护眼镜及双层乳胶手套。

（6）做好产前检查，有淋病的孕妇应及时彻底治疗。新生儿出生后应常规用1%硝酸银眼水或抗生素眼药水滴眼一次。

（7）急性结膜炎不可包扎患眼：若包扎患眼，可使分泌物不能排出而潴留在结膜囊内，并可使结膜囊温度增高，有利于细菌繁殖，加重病情。患者畏光时可戴遮光眼镜。

（四）常见护理诊断

1.舒适改变

与眼部分泌物增多、结膜水肿、睁眼困难有关。

2.焦虑

与发病急、担心愈合有关。

3.潜在并发症

如角膜炎症、溃疡和穿孔，眼睑脓肿，脑膜炎等。

4.知识缺乏

缺乏预防和治疗结膜炎的有关知识。

（五）护理目标

（1）患者眼部不适症状缓解或消失。

（2）患者对疾病有正确的认识，情绪稳定。

（3）患者未出现潜在并发症或及时发现并发症并处理。

（4）患者和家属对病情有所了解，掌握预防本病交叉感染及自我保健相关知识。

（六）护理措施

1.消毒隔离

对患者实施接触性隔离，物品专人专用，并经常用开水洗烫或尽量使用纸巾或一次性毛巾，避免交叉感染。

2.一般护理

嘱患者注意休息，多饮水，进食清淡饮食，少吃辛辣刺激性食物。

3.用药护理

遵医嘱给予抗生素眼药水。

4.病情观察

尤其要观察角膜刺激征及有无角膜穿孔症状。严禁包扎患眼，以免分泌物流出不畅，加剧炎症。

5.健康教育

急性期对患者实施隔离，不允许到公共场所去，以免传染他人；告知患者勤洗手，习惯常用温水和肥皂洗手；不用手或脏物擦眼，用物专用，并经常消毒；如是单眼患病，需要保护健眼，滴眼药水和睡眠时均应偏向患侧，双眼用药和用物应分开；饮食应注意减少刺激性食物如葱、蒜等摄入；眼睛红肿时，不宜戴角膜接触镜，不宜眼部化妆。

（七）护理评价

通过治疗和护理措施的实施，评价患者是否达到：舒适感增强；情绪缓和，配合治疗；未出现并发症；对病情有所了解。

二、病毒性结膜炎

病毒性结膜炎是病毒感染引起的急性传染性结膜炎，好发于夏秋季，多为双眼发病，常形成流行，可同时侵犯角膜和结膜。常因感染的病毒不同，表现也稍有不同。临床上较为常见的类型是流行性角结膜炎和流行性出血性结膜炎。

（一）病因及发病机制

1.流行性角结膜炎

由腺病毒 8、19、29 和 37 型腺病毒（人腺病毒 D 亚组）引起。本病为接触传染，凡是与患眼接触过的物品都可以成为传染媒介。传染性强，可流行或散发。

2.流行性出血性结膜炎

由 70 型肠道病毒引起。本病为接触传染，绝大多数人对本病有易感性，感染后形成的免疫力持续时间很短，易重复感染。传染性强，可大面积迅速流行。

（二）临床表现

1.流行性角结膜炎

患眼有异物感、刺痒、烧灼感及水样分泌物。当病变累及角膜时异物感加重，出现畏光、流泪、视物不清。检查可见眼睑水肿，结膜显著充血水肿、偶有结膜下点状出血，睑结膜、穹窿结膜有大量滤泡，睑结膜可有假膜形成，耳前淋巴结肿大压痛。数天后，可出现弥散的斑点状浅层角膜损害，多位于角膜中央区，可影响视力。角膜混浊斑点可于数月后逐渐吸收，也可持续数年，偶有愈后残留角膜薄翳者，一般对视力影响不大。儿童可有全身症状，如发热、头痛、咽痛、中耳炎等。

2.流行性出血性结膜炎

患眼出现畏光、流泪、异物感、剧烈眼痛、水样分泌物，眼睑红肿，结膜高度充血水肿，伴有球结膜下点状或片状出血，睑结膜滤泡增生，角膜上皮点状剥脱，耳前淋巴结肿大。本病自然病程 5～10 天，多见于成人，婴幼儿症状轻且不易感染。

（三）治疗

（1）局部冷敷和使用血管收缩剂可缓解症状，分泌物多时可用生理盐水冲洗结膜囊。

（2）抗病毒滴眼液滴眼，如 0.1%阿昔洛韦、0.15%更昔洛韦、0.1%疱疹净、4%吗啉胍等滴眼。合并细菌感染时加用抗生素滴眼液治疗。

（3）必须采取措施减少感染传播，所有接触感染者的器械必须仔细清洗消毒，告知患者避免接触眼睑和泪液，经常洗手。当出现感染时尽可能避免人群之间的接触，减少传播机会。

（四）常见护理诊断

1.疼痛

与病毒侵犯角膜有关。

2.知识缺乏

缺乏预防本病传播的相关知识。

（五）护理目标

（1）患者疼痛缓解或消失。

（2）患者和家属掌握预防交叉感染的相关知识。

（六）护理措施

1.消毒隔离

对患者实施接触性隔离，用物专人专用，并经常用开水洗烫或尽量使用纸巾或一次性毛巾，避免交叉感染。

2.用药护理

遵医嘱给予抗病毒眼药水治疗，一般不使用糖皮质激素类药物。

3.心理护理

加强心理疏导，告知患者治疗方法及接触性隔离的必要性，消除患者焦虑情绪。

4.健康教育

急性期对患者实施隔离，不允许到公共场所去，以免传染他人；告知患者勤洗手，习惯常用流动水和肥皂洗手；不用脏手或脏物擦眼，用物专用，并经常消毒；如是单眼患病，需要保护健眼，滴眼药水和睡眠时均应偏向患侧，双眼用药和用物应分开；饮食上注意减少刺激性食物如葱、蒜等摄入；加强休息；眼睛红肿时，不宜戴角膜接触镜，不宜眼部化妆。

（七）护理评价

通过治疗和护理措施的实施，评价患者是否达到：眼部疼痛缓解；对病情有所了解，情绪缓和，配合治疗。

第二节 眼睑病

一、睑腺炎

睑腺炎是化脓性细菌侵入眼睑腺体而引起的一种急性炎症，俗称麦粒肿。若是睫毛毛囊或其附属的皮脂腺或变态汗腺感染，称为外睑腺炎；若是睑板腺感染，称为内睑腺炎。

（一）护理评估

1.健康史

（1）病因：多由金黄色葡萄球菌感染眼睑腺体引起。

（2）诱因：有眼部慢性炎症、屈光不正、糖尿病、体弱的患者及卫生习惯不良者易患此病。

2.临床表现

（1）症状：早期眼睑病变处出现红、肿、热、痛等急性炎症的典型表现。通常水肿越重，疼痛就越重。晚期脓肿成熟破溃后，症状缓解。外睑腺炎眼睑红肿较明显，内睑腺炎眼睑疼痛较明显。

（2）体征：眼睑局部水肿、充血、伴胀痛。睑缘处可触及隆起硬结，压痛明显。几天后，硬结软化消散，病变处出现黄白色脓点。脓肿可自行破溃排脓，炎症消退。外睑腺炎的炎症反应位于睫毛根部的睑缘皮肤面，红肿范围较弥散。内睑腺炎的炎症反应位于睑结膜面的睑板腺内，肿胀较局限，压痛较明显。病情严重者可转变为眼睑蜂窝织炎、海绵窦血栓性静脉炎等。

3.实验室及辅助检查

病情严重者可做血常规、细菌培养及药物敏感试验检查。

4.心理—社会状况

睑腺炎起病较急，外观红肿，眼睑疼痛，易引起患者紧张、焦虑、烦躁心理。

5.治疗要点

早期以局部热敷、理疗及应用抗生素滴眼液、眼药膏等治疗方法为主，控制炎症，减轻或消除眼睑疼痛、红肿等不适。重症患者全身应用敏感抗生素。已形成脓肿者应切开排脓。

（二）护理诊断

1.舒适改变：疼痛

与眼睑腺炎的急性炎症反应有关。

2.焦虑

与恐惧手术及担心预后有关。

3.潜在并发症

眼睑蜂窝织炎、败血症、海绵窦血栓性静脉炎、眼睑皮肤瘢痕甚至眼睑畸形等。

4.知识缺乏

缺乏睑腺炎的防治和自我护理知识。

（三）护理目标

（1）患者的眼痛症状有所缓解。

（2）患者焦虑程度减轻，配合治疗及护理。

（3）患者未发生相关并发症或并发症发生后能得到及时治疗与处理。

（4）患者能掌握睑腺炎的相关保健及眼部用药方法。

（四）护理措施

1.减轻疼痛

（1）局部护理：早期热敷可以促进血液循环，有助于炎症消退和疼痛减轻。最常选用湿热敷。嘱患者闭眼，将湿热毛巾直接放置于病患处，温度以患者能接受为宜，每5～10分钟更换一次，每次更换2～4遍，每日3次。

（2）用药护理：遵医嘱应用抗生素滴眼液及眼膏，常用0.3%左氧氟沙星或0.3%妥布霉素滴眼液，每日4～6次。告知其正确使用眼药的方法。

（3）手术护理：脓肿形成后，配合医生切开排脓。

①切口方向。外睑腺炎在眼睑皮肤面与睑缘平行切开；内睑腺炎在眼睑结膜面与睑缘垂直切开。

②术后用手掌压迫眼部止血 10 分钟。每日换药 1 次，遵医嘱滴抗生素眼药水及涂眼膏。

2.减轻焦虑

耐心向患者解释病情及相关知识，特别是向已经形成脓肿患者介绍治疗方法，解除其紧张、焦虑的心理，积极配合治疗护理工作。

3.病情观察，防止并发症

观察患者眼部病灶变化，测量体温，如出现局部炎症明显并有全身不适症状或反复发作者，提示可能发生并发症，应及时告知医生配合处理。

4.健康指导

（1）嘱患者应保证充足的休息，避免过度疲劳。补充足够的蛋白质和维生素，多食水果和蔬菜，忌吃油炸烧烤食物及烟、酒、辛辣刺激性食物，保持大便通畅。患有其他全身疾病应遵医嘱给予治疗。

（2）注意眼部卫生，不使用不洁毛巾或脏手反复揉眼。

（3）加强身体锻炼，增强机体的抵抗力。

（4）眼部出现脓肿，禁止挤压或针挑，以免感染扩散。

（5）积极治疗慢性结膜炎、睑缘炎等原发病。

（6）反复发作的中老年患者应及时就诊，排除肿瘤，以免耽误治疗。

二、睑板腺囊肿

睑板腺囊肿又称霰粒肿，是由于睑板腺出口阻塞，腺体的分泌物潴留在睑板内，对周围组织产生慢性刺激而引起肉芽组织增生，从而形成的肉芽肿。好发于青少年或中年人，以上睑多见。病程进展缓慢，易反复发作，预后良好。

（一）护理评估

1.健康史

由于睑板腺分泌旺盛、睑板腺口阻塞引起。

2.临床表现

（1）症状：初期多无自觉症状，常偶然发现眼睑皮下触及硬结，无红痛。硬结逐渐增大者可有眼睑异物感。

（2）体征：眼睑皮下可触及单个或多个大小不一的与皮肤无粘连的硬结，无压痛，表面光滑，可移动。相应的睑结膜呈局限性紫红色充血。小的囊肿可自行吸收，但多数长期不变或逐渐增大，质地变软，也可自行破溃，排出胶样内容物后消退，但睑结膜面有肉芽肿形成。若继发感染，临床表现则与内睑腺炎相同。

3.实验室及辅助检查

对于反复发作或中老年患者的睑板腺囊肿，应将切除物做病理检查，以排除睑板腺癌。

4.心理—社会状况

部分患者因疾病症状较轻而未引起重视。手术患者因惧怕手术治疗而紧张、焦虑、恐惧。

5.治疗要点

小而无症状的睑板腺囊肿无须治疗，部分可自行吸收。睑板腺囊肿大的可通过热敷或向囊肿内注射糖皮质激素促其吸收。如仍不能消退，应行手术切除。

（二）护理诊断

1.舒适改变：异物感、下坠感等

与睑板腺囊肿较大有关。

2.焦虑

与疾病迁延或对手术效果的担心有关。

3.潜在并发症

瘢痕性睑外翻、内睑腺炎等。

4.知识缺乏

缺乏睑板腺囊肿的相关防治知识。

（三）护理目标

（1）患者的眼部不适症状有所缓解。

（2）患者焦虑程度减轻，配合治疗及护理。

（3）患者未发生相关并发症或并发症发生后能得到及时治疗与处理。

（4）患者能掌握睑板腺囊肿的相关保健知识及滴眼液方法。

（四）护理措施

1.减轻不适

（1）局部护理：睑板腺囊肿较大者遵医嘱给予热敷指导。

（2）药物护理：遵医嘱向囊肿内注射甲基曲安奈德-A等糖皮质激素，促进吸收。

（3）手术护理：囊肿较大者，可做手术摘除。①在眼睑结膜面与睑缘垂直切开，刮净囊肿内容物，并将包膜一并切除。②术后用手掌压迫眼部止血10分钟，用眼垫遮盖术眼，嘱次日除去眼垫，遵医嘱滴抗生素滴眼液及涂药膏。

2.减轻焦虑

耐心向患者解释病情及治疗护理相关知识，对症状明显或囊肿较大的患者介绍手术治疗的必要性，解除其紧张、焦虑心理，积极配合治疗护理工作。

3.病情观察，防止并发症

观察患者眼部病灶，如有继发感染迹象，则提示睑板腺囊肿发作转变为内睑腺炎。术后注意观察切口情况，发现异常及时告知医生并配合处理。

4.健康指导

（1）嘱患者患病期间饮食以清淡为主，多吃蔬菜、水果，多喝水，忌吃油炸、辛辣刺激性食物。

（2）注意眼部卫生，纠正不良的生活习惯，不使用不洁手帕或脏手揉眼。

（3）睑板腺囊肿应及时治疗，避免继发感染。

（4）反复发作的中老年患者应及时就诊，排除肿瘤。

三、睑内翻与倒睫

睑内翻是指眼睑特别是睑缘向眼球方向卷曲的一种眼睑异常状态。倒睫是指睫毛向后生长。当睑内翻达到一定程度时，睫毛也倒向眼球。因此，睑内翻和倒睫常常同时存在。

（一）病因及分类

1.瘢痕性睑内翻

是由于睑结膜及睑板瘢痕性收缩所致，上、下睑均可发生，常见于沙眼瘢痕期、结膜烧伤等。

2.痉挛性睑内翻

又称老年性睑内翻，常见于老年男性，多发生于下睑。由于睑缩肌无力、眶脂肪减少、眼睑后缺乏足够支撑所致。

3.先天性睑内翻

多见于婴幼儿，女性多于男性，由于内眦赘皮、睑板发育不全或睑缘部轮匝肌发育过度引起。如果婴幼儿较胖，加之鼻梁发育欠饱满，也可引起下睑内翻。

（二）护理评估

1.健康史

询问患儿出生时有无异常，生长发育是否正常，有无家族性疾病史，眼睑有无外伤史、异物及化学试剂受伤史，患侧眼睑有无手术史。

2.身体状况

（1）症状：瘢痕性和痉挛性睑内翻可为单侧，先天性睑内翻多为双侧。患者自觉症状较重，有畏光、流泪、异物感、刺痛、眼睑痉挛和摩擦感等症状。先天性睑内翻随着生长发育可自行消失。

（2）体征：检查可见睑板，尤其是睑缘部向眼球方向卷曲，倒睫摩擦角膜，结膜充血，角膜上皮可脱落，荧光素弥散性着染。如长期不愈，则角膜有新生血管，并失去透明性，引起视力下降。如继发感染，可发展成角膜溃疡。

126

3.辅助检查

在裂隙灯下仔细检查结膜有无滤泡、乳头以及角膜上皮是否完整；检查眼压和角膜直径以除外青光眼；如为婴幼儿，还需行泪道冲洗，排除先天性泪道阻塞。

4.心理—社会状况

评估患者及其家属对疾病的认知程度，尤其是对治疗方案选择的依据和治疗长期性方面的认知程度；了解患儿的生长发育状况和眼部卫生习惯等。

（三）治疗要点

1.睑内翻

瘢痕性睑内翻必须行瘢痕性睑内翻矫正术；结膜炎症引起的痉挛性睑内翻用抗生素眼药水和眼药膏控制炎症；皮肤松弛则可行手术治疗；先天性睑内翻婴幼儿至5～6岁时，睫毛仍然内翻，严重刺激角膜，可考虑睑内翻矫正术。

2.倒睫

少数几根倒睫，可用拔毛镊拔除；如倒睫较多，应行倒睫矫正术。

（四）护理诊断

1.舒适的改变

与睫毛刺激角膜、结膜有关。

2.潜在并发症

如角膜炎症、角膜瘢痕等。

3.知识缺乏

缺乏睑内翻、倒睫防治知识。

（五）护理目标

（1）患者眼局部刺激症状减轻或消失，舒适感提高。

（2）患者对病情有所了解，掌握预防本病复发及自我保健相关知识。

（3）患者未出现潜在并发症或及时发现并发症并处理。

（六）护理措施

（1）加强心理护理，告知疼痛原因，缓解恐惧、紧张心理，积极配合手术；告知家属部分先天性睑内翻随年龄增长及鼻梁发育，可自行消失，减轻家属紧张情绪。注意观察患儿角膜刺激症状。

（2）遵医嘱给予抗生素眼药水滴眼，预防角膜炎发生，并注意观察药物疗效和不良反应。仅有1～2根倒睫可用镊子拔除。大量倒睫和睑内翻者，遵医嘱做好手术准备，按外眼手术常规护理。

（3）健康教育：养成良好卫生习惯，注意用眼卫生，有异物感时，不用手揉眼；遵医嘱按时点眼药，按时服药，积极配合治疗，定期复诊，防止复发；教会患者正确滴眼药水的方法；倒睫拔除后易再生，应及时处理；单纯倒睫无睑内翻的患者可用涂有抗生素眼膏的消毒棉签向前梳理睫毛，每日3次。

四、睑外翻

睑外翻是指睑缘向外翻转离开眼球，睑结膜常常不同程度暴露在外，重者合并眼睑闭合不全。眼睑闭合不全是指上、下眼睑不能完全闭合，导致部分或者大部分眼球暴露。

（一）病因及分类

睑外翻可以分为三类。

1.瘢痕性睑外翻

眼睑皮肤因外伤、烧伤、眼睑溃疡或睑部手术等产生的瘢痕收缩而成。

2.麻痹性睑外翻

由于面神经麻痹，眼轮匝肌收缩功能丧失，下睑因重量下坠而产生，故麻痹性睑外翻仅见于下睑。

3.老年性睑外翻

由于老年人眼轮匝肌功能减弱，眼睑皮肤及外眦韧带松弛，使得睑缘不能紧贴眼球，下睑因重量下坠而产生，故老年性睑外翻也仅见于下睑。

眼睑闭合不全可见于瘢痕性和麻痹性睑外翻。除此以外，当甲状腺相关性眼病、先天性青光眼或眼眶肿瘤等导致眼眶容积和眼球大小比例失调时，可出现眼睑闭合不全。全身麻醉或重度昏迷者可发生暂时性、功能性眼睑闭合不全。

（二）护理评估

1.健康史

询问患者有无眼睑外伤和手术史，是否患有全身性疾病史，尤其有无甲状腺功能亢进、面神经麻痹等病史；询问溢泪的程度，有无脓性、黏液性分泌物，视力是否有下降。

2.身体状况

（1）症状：轻度可出现 Bell 现象，即闭眼时眼球反射性上转。眼睑外翻致泪小点外翻，可引起溢泪、结膜干燥、充血、肥厚、角化及眼部皮肤湿疹。重度眼睑外翻可导致眼睑闭合不全，部分或全部睑结膜暴露在外，表面无泪液湿润而干燥，可致暴露性角膜炎，甚至角膜溃疡，严重影响视力。

（2）体征：可见眼睑组织松弛，眼睑外翻，泪小点离开眼球表面。

3.辅助检查

眼科基本检查包括外眼、视力、眼压、裂隙灯和眼底检查。

4.心理—社会状况

本病可能引起角膜并发症，导致视力下降，并且术后存在一定比率的复发率，应评估患者及其家属对疾病的认知程度，评估并发症可能出现的原因，预防并发症。

（三）治疗要点

（1）瘢痕性睑外翻、老年性睑外翻需手术治疗。麻痹性睑外翻在治疗病因的同时，需防止暴露性角膜炎或作暂时性的睑缘缝合术。

（2）眼睑闭合不全要针对病因治疗，在病因去除前，采取有效措施保护角膜。

（四）护理诊断

1.舒适改变

与溢泪和眼睑闭合不全有关。

2.自我形象的紊乱

与睑外翻、眼睑闭合不全及经常溢泪有关。

3.潜在并发症

如暴露性角膜炎、角膜溃疡、角膜干燥症等。

4.知识缺乏

缺乏与睑外翻和眼睑闭合不全防护方面的知识。

（五）护理目标

（1）患者自觉舒适感增强。

（2）患者能正确对待自我、对待疾病，积极配合治疗。

（3）患者未出现潜在并发症或及时发现并发症并处理。

（4）患者对病情有所了解，掌握预防本病复发及自我保健相关知识。

（六）护理措施

1.一般护理

眼睑闭合不全者，用抗生素眼膏、湿润眼垫或佩戴角膜接触镜，也可以进行暂时性睑缘缝合术，以保护角膜。

2.心理护理

因病变影响外貌，尤其女性，要加强心理疏导，介绍治疗方法，消除自卑心理，增强患者战胜疾病的信心。

3.病情观察

指导患者正确使用眼药水或眼药膏。

4.健康教育

教会患者正确的拭泪方法，即向上或轻轻地拭去眼泪，避免向下的拭泪动作，以免加重睑外翻；养成良好的卫生习惯，不用脏手揉眼；积极治疗其他疾病，如面瘫、疱疹性角结膜炎等；先天性睑外翻在出生后观察 1 个月，如自行消失，则不必治疗，其间要注意保护角膜。

第三节 角膜炎

角膜病是我国的主要致盲眼病之一，在防盲治盲工作中占有重要地位。角膜无血管，修复功能差，神经丰富，疼痛等感觉敏感。

角膜疾病主要有炎症、外伤、先天性异常、变性、营养不良和肿瘤等。其中感染性角膜炎症最多见，感染的病原体多为细菌、真菌、病毒等。角膜炎常见症状包括刺激症状（眼痛、畏光、流泪、眼睑痉挛）和视力下降。典型体征包括睫状充血、角膜溃疡和前房反应（房水混浊或前房积脓）。

在角膜溃疡愈合过程中，会在角膜上遗留厚薄不等的瘢痕。可分为：角膜薄翳、角膜斑翳和角膜白斑。瘢痕不在瞳孔区者，视力一般影响不大；在瞳孔区者或者有较大的瘢痕，可伴有新生血管伸入，视力受影响严重。溃疡穿孔的病例，可因继发性青光眼、角膜葡萄肿等而导致无光感或眼球萎缩。

一、细菌性角膜炎

细菌性角膜炎是由细菌感染引起的化脓性角膜炎的总称，又称为细菌性角膜溃疡。

（一）病因及发病机制

常见于角膜外伤后或剔除角膜异物后感染。某些局部因素如倒睫、慢性泪囊炎、佩戴角膜接触镜等可成此病的诱因。常见的致病菌有葡萄球菌、链球菌和铜绿假单胞菌等。

（二）临床表现

一般起病急骤，表现为明显的角膜刺激症状：眼痛、畏光、流泪、眼睑痉挛和视力下降，常有较多脓性分泌物。检查可见眼睑肿胀、球结膜水肿、睫状充血或混合充血，角膜近中央处出现灰白或灰黄色浸润灶。若未及时控制病情，浸润灶会迅速扩大，组织坏死脱落形成角膜溃疡。但不同的细菌具体表现也不同。

1.革兰阳性球菌感染者

常发生于已受损的角膜，表现为圆形或椭圆形病灶，边界清楚，呈匐行性进展，伴有前房积脓。

2.革兰阴性细菌感染者

多表现为快速发展的角膜液化性坏死，如铜绿假单胞菌所致的角膜溃疡。结膜囊内有大量黄绿色黏稠分泌物，前房积脓严重。如不及时控制，数日内可导致角膜坏死穿孔或全眼球炎。

（三）治疗

治疗原则：去除病因，控制感染，促进愈合，减少瘢痕。

1.病因治疗

局部使用抗生素，控制溃疡的发展，是治疗细菌性角膜炎最有效的途径。急性期频繁滴眼。严重者球结膜下注射，以提高角膜和前房的药物浓度。革兰阳性球菌常选用头孢唑林钠、妥布霉素等抗生素；革兰阴性杆菌常选用头孢他啶、喹诺酮类等。

2.促进愈合

局部使用胶原酶抑制剂如依地酸二钠、半胱氨酸等，抑制溃疡发展。口服维生素 C、维生素 B 有助于溃疡愈合。

3.散瞳

并发虹膜睫状体炎者应给予 1%阿托品滴眼液或眼膏散瞳。

4.手术

药物治疗无效或可能导致溃疡穿孔，眼内容物脱出者，可考虑治疗性角膜移植。

5.健康指导

工作中应加强劳动保护，严防眼外伤；有倒睫、慢性泪囊炎者积极就医，合理佩戴角膜接触镜等；角膜溃疡患者加强护理，防止形成角膜穿孔。

（四）常见护理诊断

1.舒适改变

与眼部分泌物增多、结膜水肿、睁眼困难有关。

2.疼痛

与角膜刺激征有关。

3.感知障碍

与角膜溃疡穿孔致视力障碍有关。

4.社交隔离

与接触性隔离有关。

5.潜在并发症

如角膜溃疡穿孔、化脓性眼内炎及全眼炎症等。

6.知识缺乏

缺乏预防和治疗角膜炎的相关知识。

（五）护理目标

（1）患者眼部分泌物、睁眼困难等症状减轻或消失。

（2）患者眼部疼痛缓解或消失。

（3）患者视力稳定或提高。

（4）患者对病情有所了解，掌握预防本病复发及自我保健相关知识。

（5）患者未出现潜在并发症或及时发现并发症并处理。

（6）患者和家属掌握防止交叉感染的知识，情绪稳定，无传播感染的发生。

（六）护理措施

1.一般护理

保持环境安静，病房光线宜暗，保证充足休息；根据患者的视力状况，指导和协助其完成日常生活；有前房积脓者取半卧位，使脓液积聚于前房下部，减少对角膜内皮的损害；嘱患者减少户外活动；饮食宜清淡、高营养、高维生素、高纤维素，保持大便通畅，勿用力排便。

2.消毒隔离

对患者实施接触性隔离，用物专人专用，用后严格消毒。

3.眼部护理

遵医嘱局部热敷或洗净眼部分泌物，然后使用药物。嘱患者戴有色眼镜或眼垫遮盖，避免光线刺激。减少转动眼球，避免对眼部的刺激，勿挤压眼球及用手揉眼球，操作时禁止翻转眼球，勿用力咳嗽、打喷嚏、做屏气动作等，以防角膜穿孔。

4.病情观察

观察患者的视力、角膜刺激征、结膜充血以及角膜病灶分泌物的变化，对可能穿孔者，应局部加压包扎。如有角膜穿孔，则房水从穿孔处急剧涌出，虹膜被冲至穿孔处，可出现眼压下降、前房变浅或消失、疼痛减轻等症状。

5.心理护理

向患者介绍细菌性角膜炎的病因、预后及防治知识，消除患者紧张、焦虑心理，使其情绪稳定，树立战胜疾病的信心，积极配合治疗和护理。

6.健康教育

向患者及其家属加强卫生防护知识的宣教，如养成良好的卫生习惯，不用手或不洁物品揉眼；加强营养，注意劳逸结合，戒烟酒，避免摄入刺激性食物和饮品；积极治疗沙眼、慢性泪囊炎等威胁角膜的眼病；正确佩戴角膜接触镜；治疗全身性疾病，增强体质，提高机体抵抗力。

（七）护理评价

通过治疗和护理措施的实施，评价患者是否达到以下标准：患者眼部分泌物、睁眼困难等症状减轻或消失；眼部疼痛缓解或消失；患者视力稳定；患者和家属获得本病自我防护知识，情绪稳定，无传播感染的发生。

二、单纯疱疹病毒性角膜炎

单纯疱疹病毒性角膜炎（HSK）是由单纯疱疹病毒（HSV）感染引起的角膜炎。其发病率和致盲率居角膜病首位。

（一）病因及发病机制

单纯疱疹病毒分为I型和II型。角膜感染以I型居多。II型主要感染生殖器。

人体第一次被单纯疱疹病毒感染常发生于无免疫力的幼儿期，称为原发感染，表现为在三叉神经支配的头、面部皮肤和黏膜的疱疹。此后，病毒就在三叉神经节内终生潜伏。当机体抵抗力下降时，潜伏在神经节内的病毒可激活引起复发。故本病的特点为反复发作，最终可失明。

（二）临床表现

临床上见到的单纯疱疹病毒性角膜炎几乎多是复发性感染，特点是患者多有上呼吸道感染、发热等机体抵抗力下降的诱因。

患者常见的症状是眼痛、畏光、流泪、异物感及视力下降。检查可见眼睑肿胀、球结膜水肿、睫状充血或混合充血，角膜可见溃疡病灶。根据病灶形态分为三个类型。

1.树枝状和地图状角膜炎

角膜上皮点状溃疡，继而逐渐融合成树枝状，若病情进一步发展，病灶向角膜周边及基质扩展，可形成地图状溃疡。

2.盘状角膜炎

为角膜基质炎的典型类型。表现为角膜上皮完整，无溃疡，中央区基质层呈盘状水肿、增厚，可伴有少量角膜后沉着物。

3.坏死性角膜基质炎

表现为角膜有严重的炎症浸润、坏死甚至穿孔。

（三）治疗

治疗原则：抑制病毒在角膜里的复制，减轻炎症反应引起的角膜损害。

1.常用抗病毒药物

阿昔洛韦（无环鸟苷）、更昔洛韦、环胞苷等滴眼液及眼膏。严重者需口服阿昔洛韦或干扰素等抗病毒药物。

2.糖皮质激素的应用

树枝状和地图状角膜溃疡禁用；盘状角膜炎在抗病毒基础上使用。

3.其余治疗

同细菌性角膜炎。

（四）常见护理诊断

1.疼痛

与角膜急性炎症有关。

2.感知障碍

与角膜透明度下降有关。

3.潜在并发症

如角膜溃疡、穿孔、眼内炎等。

4.焦虑

与病情反复发作、病程长有关。

5.知识缺乏

缺乏本病的防治与护理知识。

（五）护理目标

（1）患者眼部疼痛缓解或消失。

（2）患者视力稳定或提高。

（3）患者未出现潜在并发症或及时发现并发症并处理。

（4）患者情绪稳定，能以积极的心态配合治疗和护理活动。

（5）患者和家属对病情有所了解，掌握预防本病复发及自我保健相关知识。

（六）护理措施

1.一般护理

保持环境安静，保证患者充足的睡眠时间；加强生活护理，物品放置合理，便于患者取用；饮食宜清淡、高营养、高维生素、高纤维素，保持大便通畅。

2.眼部护理

遵医嘱使用药物，并注意观察药物的疗效及不良反应；嘱患者戴有色眼镜或眼垫遮盖，以保护溃疡面；勿挤压眼球及用手揉眼球，勿用力咳嗽、打喷嚏、做屏气动作，以防角膜穿孔。

3.病情观察

观察患者的视力、角膜刺激症状、结膜充血以及角膜病灶分泌物的变化及有无角膜穿孔的发生，发现异常情况及时通知医生进行处理。

4.心理护理

加强与患者的沟通，了解患者产生焦虑的原因，进行有针对性的心理疏导；向患者解释疾病的诱因、复发原因、治疗方法及预后，使患者情绪稳定，树立战胜疾病的信心，积极配合治疗和护理。

5.健康教育

指导患者加强身体锻炼，提高自身抵抗力；保持个人卫生，个人用物专用；注意休息，饮食宜清淡，保持大便通畅；避免揉眼、碰撞眼球或俯身用力等动作；指导家属正确的护理措施，协助患者避免诱发因素，按时用药及复诊，直至病情稳定痊愈。

（七）护理评价

通过治疗和护理措施的实施，评价患者是否达到：眼部疼痛缓解或消失；患者视力稳定；患者和家属获得本病自我防护知识，情绪稳定，无传播感染的发生。

三、真菌性角膜炎

真菌性角膜炎是由真菌引起的致盲率极高的感染性角膜炎。

（一）病因及发病机制

多见于植物性角膜外伤史或长期应用抗生素、糖皮质激素等免疫抵抗力低下者。常见的致病菌有镰刀菌、曲霉菌、白色念珠菌、青霉菌及酵母菌等。

（二）临床表现

（1）起病缓慢，畏光、流泪、疼痛等刺激症状较轻，但视力下降明显。检查见角膜浸润灶呈灰白色，致密，表面欠光泽呈"牙膏样"外观，边界清楚。有时在角膜感染灶旁可见"伪足"或"卫星灶"浸润，前房积脓呈灰白色黏稠状。

（2）角膜刮片找到菌丝或孢子可以明确诊断，真菌培养可鉴定真菌种类。

（三）治疗

（1）局部使用抗真菌药物：包括多烯类：如二性霉素 B、那他霉素；咪唑类：咪康唑；嘧啶类：氟胞嘧啶滴眼液及眼膏，也可以结膜下注射或全身用药。

（2）禁用糖皮质激素，其余治疗同细菌性角膜炎。

（3）有植物性角膜外伤史者或长期应用广谱抗生素及糖皮质激素者，应注意预防真菌性角膜炎的发生。

（四）常见护理诊断

1.慢性疼痛

与角膜真菌感染有关。

2.感知障碍

与角膜浑浊有关。

3.潜在并发症

如角膜溃疡、穿孔、眼内炎等。

4.焦虑

与病情反复发作、病程长有关。

5.知识缺乏

缺乏本病的防治与护理知识。

（五）护理目标

（1）患者眼部疼痛缓解或消失。

（2）患者视力稳定或提高。

（3）患者未出现潜在并发症或及时发现并发症并处理。

（4）患者情绪稳定，能以积极的心态配合治疗和护理活动。

（5）患者和家属对病情有所了解，掌握预防本病复发及自我保健相关知识。

（六）护理措施

1.一般护理

严格消毒隔离措施，个人用物专用，医疗操作前后消毒双手，避免交叉感染。保持环境安静，光线宜暗，以减少畏光、流泪现象。保证患者充足的睡眠时间。饮食宜清淡、高营养、高维生素、高纤维素，保持大便通畅。

2.眼部护理

遵医嘱使用药物，并注意观察药物的疗效及不良反应。嘱患者勿挤压眼球及用手揉眼球，勿用力咳嗽、打喷嚏、做屏气动作，以防角膜穿孔。

3.病情观察

观察患者的视力、角膜刺激症状、结膜充血以及角膜病灶分泌物的变化及有无角膜穿孔的发生，发现异常情况及时通知医生进行处理。

4.心理护理

患者绝大多数为农民，虽然整年均可发生，但主要集中在农业夏收和秋收季节，故应加强与患者的沟通。根据患者的心理活动特点，进行有针对性的心理疏导，使患者对疾病的诱因、治疗方法及预后有正确的认识。

5.健康教育

嘱患者养成良好的卫生习惯，勤洗手，常剪指甲；不要长期配戴隐形眼镜；戴卸隐形眼镜时要小心，防止损伤角膜；急性期禁止患者在公共场所洗浴、游泳；多吃一些具有寒性与清热泻火作用的食物与水果，如茭白、冬瓜、苦瓜、鲜藕、甘蔗、香蕉、西瓜等；嘱患者按时用药及复诊，直至病情稳定痊愈。

（七）护理评价

通过治疗和护理措施的实施，评价患者是否达到：眼部疼痛缓解或消失；患者视力稳定；患者和家属获得本病自我防护知识，情绪稳定，无传播感染的发生。

第四节　青光眼

青光眼是一组以视神经萎缩和视野缺损为共同特征的疾病,病理性眼压增高是其主要危险因素。青光眼是主要的致盲眼病之一,有一定遗传倾向。部分青光眼患者发病急骤,可在数天内,甚至数小时内视力迅速下降,部分患者毫无症状,在不知不觉中逐渐失明。目前青光眼可分为急性闭角型青光眼和原发性开角型青光眼两种。

一、急性闭角型青光眼

急性闭角型青光眼是一种以眼压急剧升高并伴有相应症状和眼前段组织病理改变为特征的眼病,为眼科急症。常见于 50 岁以上的老年人,女性多见,可双眼同时或先后发病。

（一）病因与发病机制

病因尚未充分阐明,研究认为主要与以下因素有关。

1.存在发病的解剖因素

如眼球前后径短、角膜小、前房浅、房角狭窄,有遗传倾向性,多为远视眼。此被公认为主要发病因素。

2.瞳孔阻滞

上述解剖因素使虹膜与晶状体前表面接触紧密,随着年龄增加晶体变大增厚,其瞳孔阻滞加重,后房压力增大,推挤虹膜根部向前,前房角进一步变窄,房水循环受阻,眼压升高。

3.诱因

常见的诱因有情绪激动、过度疲劳、长时间用眼、散瞳检眼、气候突变、暴饮暴食、疼痛等,使房水生成增加或房水循环受阻,以致眼压急剧升高。

（二）临床表现

急性闭角型青光眼患者往往有多愁善感、脾气暴躁、多疑偏执的"青光眼性格",患者心理负担重,易产生紧张、焦虑、悲伤、恐惧心理。典型的急性闭角型青光眼有以下几个不同的临床阶段。

1.临床前期

若一眼急性发作已被确诊，另一眼虽无症状也可诊断为急性闭角型青光眼临床前期；另外，有些急性闭角型青光眼在急性发作前虽无自觉症状，但存在发病的解剖因素，在一定诱因作用下，眼压明显升高，也可以诊断为本病的临床前期。

2.先兆期

表现为一过性或反复多次的小发作，发作多出现在傍晚，突感雾视、虹视，患侧眼眶、额部、鼻根部疼痛，眼压升高，常在40mmHg以上。睡眠或休息后可自行缓解，一般不留永久性组织损害。

3.急性发作期

表现为剧烈头痛、眼球胀痛、畏光、流泪、虹视、雾视、视力急剧下降可至指数或手动，可伴恶心、呕吐等全身症状。体征有眼部瘀血；角膜雾状混浊；前房极浅，房角闭塞；虹膜可呈节段性萎缩；瞳孔呈竖椭圆形散大，对光反射消失；晶状体前囊下可有灰白色斑点状或片状混浊称青光眼斑；眼底可见视网膜动脉搏动、视盘水肿或视网膜血管阻塞；眼压急剧升高，多在50mmHg以上。高眼压缓解后，症状减轻或消失，视力好转，眼前段常留下永久性组织损伤。角膜后色素沉着、虹膜节段性萎缩和色素脱落以及青光眼斑，临床上称之为青光眼三联征。

4.间歇期

急性大、小发作的患者，经过治疗或未经治疗，眼压下降，视力恢复，房角重新开放，眼压维持正常2天以上。这种病情缓解是暂时的，随时有再次发作的可能。

5.慢性期

急性大发作或反复小发作之后，房角广泛粘连，眼压中度升高，瞳孔散大，眼底见青光眼性视神经萎缩，视野缺损。此期很快进入绝对期。

6.绝对期

高眼压持续过久，视神经萎缩，视功能丧失，偶尔可有剧痛。

眼压检查、视野检查及房角镜检查，对急性闭角型青光眼的诊断有重要意义。可疑患者可进行暗室试验，试验前停用各种抗青光眼药物 2 天。在清醒状态下测量眼压后，被检者于暗室内静坐 1~2 小时，然后暗光下再测量眼压，若静坐前后眼压差＞8mmHg 为阳性。

（三）治疗

1.一般治疗

避免饮食起居等诱发因素，饮食宜清淡易消化；多吃蔬菜水果，保持大便通畅；保证充足睡眠；一次饮水量不超过 300mL；勿在暗处停留时间过长；忌烟酒，不宜饮浓茶，不宜食用辛辣等刺激性食物；避免举重、倒立等增加张力的运动。

2.药物治疗

（1）患者眼压高时应用降眼压药物，以缓解疼痛及阻止高眼压对视神经的损害。手术前也应控制好眼压以减少手术中并发症。

①缩瞳剂。常用 1%~4%毛果芸香碱（皮鲁卡品）眼药水。对急性发作患者，每隔 5 分钟滴 1 次，共滴 3 次，然后每隔 30 分钟 1 次，共 4 次，以后改为每小时 1 次。该药作用是缩小瞳孔，开放房角，改善房水循环，降低眼压缓解眼痛。该药毒性大，每次点眼后应压迫泪囊区 3~5 分钟。副作用有头痛、暂时性近视及胃肠道反应等。

②β-肾上腺素能受体阻滞剂。常用 0.25%~0.50%噻吗洛尔滴眼液、0.25%~0.50%倍他洛尔等，每日 1~2 次滴眼。其作用是减少房水生成降低眼压，但有减慢心率的副作用，故心动过缓者慎用。

③碳酸酐酶转化抑制剂。常用乙酰唑胺（醋氮酰胺）片剂，每次口服 250mg，每天 2~3 次，首剂加倍。其作用是抑制房水生成，使眼压下降。该药久服可引起口周及四肢麻木、低钾血症、尿路结石、血尿等副作用，患者服药期间应多饮水。

④高渗脱水剂。常用 20%甘露醇注射液，1~2g/kg，快速静脉点滴。也可口服 50%甘油，2~3mL/kg（体重）。作用是脱水，减少眼内容，快速降低眼压。甘露醇降低眼压的同时，也可降低颅内压，使用时应注意休息防意外伤害。该药与缩瞳剂联用效果较佳。甘油参与体内糖代谢，故糖尿病患者慎用。

⑤前列腺素衍生物。目前有 0.005%拉坦前列素、0.004%曲伏前列素和 0.03%贝美前列素，其降眼压机制是增加房水经葡萄膜巩膜外流通道排出，本类药不影响心肺功能。

⑥烦躁不安者，遵医嘱给予苯巴比妥 0.03～0.10g 口服或肌注，也对高眼压有轻微作用。疼痛显著时遵医嘱给予消炎痛片 25mg 口服，每日 3 次，饭后服用。

⑦药物治疗的同时也可临时行前房穿刺减少房水降低眼压，缓解对视神经的损害。

（2）手术治疗手术是青光眼治疗的根本措施。若房角大部分重新开放可行周边虹膜切除的眼内引流术，大部分粘连用眼外引流术如深层巩膜咬切术、小梁切除手术等。

3.病情观察

密切注意患者的视力、眼压、瞳孔及前房的变化；观察伤口情况；观察药物的副作用。

4.心理疏导

青光眼患者性情急躁，情绪易激动、多愁善感、多疑偏执，应耐心细致对其进行心理疏导，教会患者控制情绪的方法，消除紧张、焦虑心理，保持心情愉快，积极配合治疗。

5.健康指导

（1）嘱患者保持良好的心态，避免情绪激动。心情好、不生气、不着急、睡眠充足、注意用眼卫生、不在强光下阅读、不在暗室停留太长时间、起居规律、劳逸结合。

（2）定期做眼部检查，积极治疗基础疾病及各种眼部疾患，一旦有发病症状如眼胀、头痛、虹视等，应立即就诊。特别是有闭角型青光眼家族史者，应警惕青光眼急性发作。

（3）嘱手术后患者定期复查眼压、视力及视野，有异常情况及时诊治。

（四）常见护理诊断

1.疼痛

眼痛伴同侧头痛与眼压升高有关。

2.感知改变

视力障碍与眼压升高致角膜水肿、晶状体混浊、视网膜及视神经萎缩有关。

3.自理缺陷

与视力障碍有关。

4.恶心、呕吐

与眼压升高致迷走神经反射性刺激有关。

5.睡眠形态紊乱

与眼压升高致头痛有关。

6.焦虑

与对预后缺乏信心有关。

7.功能障碍性悲哀

与视力下降、视野缺损有关。

8.知识缺乏

缺乏急性闭角型青光眼的防治及护理知识。

（五）护理目标

（1）患者疼痛缓解或消失。

（2）患者视力没有进一步下降。

（3）患者恢复生活自理能力。

（4）患者恶心、呕吐消失。

（5）患者恢复正常睡眠。

（6）患者消除焦虑、恐惧心理。

（7）患者及家属了解疾病有关的防治及护理知识。

（六）护理措施

1.一般护理

环境安静，光线不宜过暗；多休息，保证充足的睡眠，睡眠时适当垫高枕头。进食清淡、易消化流质或半流质饮食，多食蔬菜及水果，以保持大便通畅。避免短时间内过量饮水，一次饮水＜300mL。避免情绪激动，避免黑暗环境中停留时间过久。

2.心理护理

护士应进行耐心细致的心理疏导工作。保持情绪稳定，避免性情急躁、易激动，可避免诱发眼压升高。教会患者控制情绪的方法，向患者讲解眼痛的原因，消除紧张、焦虑心理，以积极良好的心态配合治疗。

3.用药护理

禁用阿托品、肾上腺素、颠茄类药物。将常用的物品按照患者方便使用的原则，摆放在固定位置，不设置障碍物，避免患者绊倒。术前应积极采用综合药物治疗以缩小瞳孔，使房角开放，迅速控制眼压，减少组织损害。常用药物如下。

（1）拟副交感神经药（缩瞳剂）：常用1%～4%毛果芸香碱滴眼液。毛果芸香碱直接兴奋瞳孔括约肌，缩小瞳孔和增加虹膜张力，解除周边虹膜对小梁网的堵塞，使房角重新开放，为治疗闭角型青光眼的一线药物。根据眼压高低及瞳孔大小决定滴眼次数，严格遵医嘱用药。急性大发作时，每隔5～10分钟1次，瞳孔缩小、眼压降低后，改为1～2分钟1次。瞳孔明显缩小时，可减量至一日3～4次。如频繁用高浓度缩瞳剂滴眼，每次滴药后用棉球压迫泪囊部数分钟，以免药物通过鼻腔黏膜吸收而引起全身中毒症状。

该药可引起眉弓疼痛、视物发暗、近视加深等副作用，若用高浓度制剂频繁滴眼，可能出现胃肠道反应（如恶心、呕吐）及流涎、出汗、头痛、腹痛、肌肉抽搐等全身中毒症状。若出现中毒反应，应及时停药，严重者可用阿托品解毒。也可用毛果芸香碱缓释膜或凝胶，作用时间长，副作用相对较小。

滴药时操作要轻柔，切勿压迫眼球；密切观察瞳孔大小和有无毒副反应。

（2）β-肾上腺能受体阻滞剂：通过抑制房水生成而降低眼压。常用0.25%～0.50%噻吗洛尔滴眼液，每日1～2次滴眼。对有房室传导阻滞、窦房结病变、支气管哮喘者忌用。

（3）碳酸酐酶抑制剂：通过减少房水生成而降低眼压，多作为局部用药的补充。常用乙酰唑胺口服，其剂量不宜过大。不宜长期服用，久服可引起口唇部及指趾麻木、全身不适、肾绞痛、血尿等副作用，停药后症状可消失。目前已研制出碳酸酐酶抑制剂局部用药制剂，如1%布林佐胺滴眼液，其降眼压效果略小于全身用药，但全身副作用很少。

（4）高渗药物：常用50%甘油和20%甘露醇，前者供口服，2～3mL/kg体重；后者供静脉快速滴注，1.0～1.5g/kg体重。这类药物可在短期内提高血浆渗透压，使眼内组织，特别是玻璃体中的水分进入血液，从而减少眼内容量，迅速降低眼压，但降压作用在 2～3 小时后即消失。因颅内压降低，部分患者可出现头痛、恶心等症状，宜平卧休息。甘油参与体内糖代谢，糖尿病患者慎用。对年老体弱或有心血管疾病者，注意呼吸及脉搏变化。

（5）视神经保护性治疗药物：钙离子通道阻滞剂、谷氨酸拮抗剂、神经营养因子、抗氧化剂（维生素 C、维生素 E）及某些中药可起到一定的保护视神经的作用。

（6）辅助治疗药物：全身症状严重者，可给予镇静、止吐、安眠药物。局部滴用糖皮质激素有利于减轻充血和炎症反应。

4.手术护理

手术治疗是根本治疗方法。药物治疗后虽然急性闭角型青光眼症状缓解，眼压下降，但是房角功能没有恢复，必须进一步行手术治疗。

如房角开放或粘连范围<1/3 周，眼压稳定在 21mmHg 以下，可做周边虹膜切除术或激光虹膜切开术，目的在于沟通前后房，解除瞳孔阻滞，平衡前后房压力，减轻虹膜膨隆并加宽房角，防止虹膜周边部再与小梁网接触；如房角已有广泛粘连，应用毛果芸香碱，眼压仍超过 21mmHg，表示小梁功能已遭永久性损害，应做滤过性手术。按内眼手术护理常规做好术前准备。

术后 24 小时绝对卧床休息，如有前房积血者，应取半卧位或头高枕位。注意询问患者有无眼痛，观察术眼切口、角膜、瞳孔、前房形成等情况，对于前房形成迟缓合并低眼压者，应加压包扎。按医嘱使用散瞳剂。

5.病情观察

监测眼压、视盘损害、视野缺损、房角开放等情况，了解病情是否继续进展。连续动态观察眼压、一日之内眼压波动情况，了解眼压控制情况。

急性闭角型青光眼容易和急性虹膜睫状体炎相混淆，应注意观察角膜后沉着物为棕色色素、前房极浅、瞳孔中等扩大、虹膜有节段性萎缩、青光眼斑、以往可有小发作病史。

由于急性闭角型青光眼大发作期常伴有恶心、呕吐和剧烈头痛，甚至可以掩盖眼痛及视力下降，因此，临床上应避免误诊为胃肠道疾病、颅脑疾患或偏头痛。若给予阿托品类药物，可使病情恶化。

6.健康教育

应保证规律生活和充足的睡眠，避免情绪激动、过度劳累、暴饮暴食；避免短时间内过量饮水，一次饮水量不宜过多；选择清淡易消化的饮食，保持大便通畅；忌烟酒，忌浓茶、咖啡和辛辣等刺激性食物；避免黑暗环境中停留时间过久，长时间近距离阅读；介绍青光眼的相关知识，说明坚持用药和定期复查的重要性；进行适当的有氧运动，避免剧烈运动；年龄在 40 岁以上，有急性闭角型青光眼家族史，眼科检查有小眼球、小角膜、浅前房、房角狭窄等可疑原发性闭角型青光眼患者，应要密切观察眼压变化。

（七）护理评价

通过治疗和护理措施的实施，评价患者是否达到以下标准：疼痛缓解或消失；视力没有进一步下降；恢复生活自理能力；恶心、呕吐消失；恢复正常睡眠；了解有关的防治及护理知识；消除焦虑、恐惧心理。

二、原发性开角型青光眼

原发性开角型青光眼（POAG）是指前房角始终是开放的，房水外流受阻于小梁网，导致眼压升高，引起以视神经乳头损害和视野缺损为特征的一种青光眼。其发病缓慢，症状隐匿，发病年龄多在 20～60 岁，常为双眼发病。

（一）病因与发病机制

病因尚未完全明了，可能与遗传有关。眼压虽然升高，但房角始终是开放的，即房水循环受阻于小梁网及 Schlemm 管系统。青光眼家族史、近视、糖尿病、高血压等是该病发生的危险因素。

（二）临床表现

1.症状

起病隐匿，少数患者眼压高时可出现雾视、虹视、眼胀、视疲劳等症状，多数患者无明显自觉症状，常常直到晚期，视功能损害严重时才被发现。

2.体征

①眼压。早期眼压不稳定，昼夜波动较大。24小时动态眼压测量有助早期诊断。晚期眼压多持续性增高。②眼前段。前房深浅正常或较深，虹膜平坦，房角开放。③眼底。视盘凹陷进行性扩大和加深，杯/盘（C/D）比值增大。盘沿变窄或形成切迹，双眼杯/盘比差值≥0.2。视网膜血管向内侧移位，呈屈膝爬行状。视网膜神经纤维层缺损。④视野。视野缺损可呈旁中心暗点、鼻侧阶梯状暗点、弓形暗点、环形暗点及晚期管状视野等。⑤其他。获得性色觉障碍、对比敏感度降低，图形视网膜电图、视觉诱发电位异常等。眼压升高、视盘损害及视野缺损三大诊断指标，其中两项为阳性，房角检查为开角，诊断即可成立。

3.心理—社会状况

开角型青光眼患者往往发现较晚，视功能损害后很难恢复，加之患者相对较年轻，对日常生活、工作影响较明显，经济上也承受较大负担，以至于容易出现焦虑、忧郁、神经过敏、悲观失望等心理表现。

4.辅助检查

24小时眼压测量、饮水试验有助于该病诊断。

（三）治疗

1.治疗原则

开角型青光眼的治疗原则是控制眼压升高，防止或延缓视功能进一步损害，药物治疗为主，无效时再进行手术治疗。滤过性手术可作为首选的治疗手段，并且早期手术比长期药物治疗失败后再做手术的效果要好。

2.病情观察

监测患者眼压、视野及眼底变化，密切观察药物疗效及副作用。需手术的患者，还应观察术后患者的前房深浅、瞳孔大小、伤口情况等。

3.心理疏导

青光眼手术的目的主要为解除痛苦，避免高眼压对视神经的进一步损害，并不能提高视力，应使患者有心理准备。鼓励患者树立知足者常乐的思想，要心胸宽广，多与周围的人交往，同时，亲人和朋友也要给予患者关怀与帮助，让患者明白保持稳定的情绪对青光眼的治疗具有积极的意义。

4.健康指导

（1）生活指导：患者应注重饮食规律，不可暴饮暴食，一次饮水量不超过 300mL。

（2）药物治疗：扩瞳、缩瞳药严格查对，用后均压迫泪囊 2～3 分钟。

（3）出院后复诊：青光眼眼压虽控制，但不代表疾病痊愈，仍应注意眼部和视野的变化。出院一周后复查，以后每月复查，3 个月后，每半年复查一次。如发现看灯有彩虹圈、眼痛、视物模糊或视力减退，应立刻就诊。

（四）常见护理诊断

1.疼痛

眼痛、头痛与眼压升高有关。

2.感知改变

视力障碍与眼压升高致角膜水肿、晶状体混浊、视网膜及视神经萎缩有关。

3.自理缺陷

与视力障碍有关。

4.恶心、呕吐

与眼压升高致迷走神经反射性刺激有关。

5.焦虑

与对预后缺乏信心有关。

6.潜在并发症

如前房积血、白内障、低血钾等。

7.知识缺乏

缺乏原发性闭角型青光眼的防治及护理知识。

（五）护理目标

（1）患者疼痛缓解或消失。

（2）患者视力没有进一步下降。

（3）患者恢复生活自理能力。

（4）患者消除焦虑、恐惧心理。

（5）患者了解疾病有关的防治及护理知识。

（六）护理措施

1.一般护理

环境安静，光线不宜过暗，多休息，保证充足的睡眠。进食清淡、易消化流质或半流质饮食，以保持大便通畅。避免短时间内过量饮水，一次饮水少于300mL。避免在黑暗环境中停留时间过久。密切观察眼压，禁用阿托品、肾上腺素、颠茄类药物。

2.心理护理

患者性情急躁、易激动，诱发眼压升高，护士应稳定患者情绪，避免诱因出现，消除患者紧张、焦虑心理。

3.用药护理

遵医嘱使用降眼压药物，注意观察副作用及不良反应。

4.手术护理

按内眼手术护理常规做好术前准备。

5.病情观察

监测眼压、视盘损害、视野缺损、房角开放等情况，了解病情是否继续进展。

6.健康教育

有闭角型青光眼家族史需定期做眼科检查；保证规律生活和充足的睡眠，避免情绪激动、过度劳累、暴饮暴食；选择清淡、易消化的饮食，保持大便通畅；避免在黑暗环境中停留时间过久、长时间近距离阅读。

（七）护理评价

通过治疗和护理措施的实施，评价患者是否达到：疼痛缓解或消失；视力没有进一步下降，恢复生活自理能力；消除焦虑、恐惧心理，积极治疗；了解有关的防治及护理知识；

无并发症发生。

参考文献

[1]谢萍.外科护理学[M].北京：科学出版社，2020.

[2]季诚，罗仕蓉.基础护理技术[M].北京：科学出版社，2019.

[3]张洪，魏秀红.内科护理学[M].北京：科学出版社，2019.

[4]王大新，王加凤.内科护理学[M].北京：科学出版社有限责任公司，2018.

[5]李乐之，路潜.外科护理学实践与学习指导[M].北京：人民卫生出版社，2018.

[6]张立民，李杨，杨翠萍.外科护理学[M].西安：西安交通大学出版社，2018.

[7]颜文贞，肖洪玲.基础护理学[M].北京：中国医药科技出版社，2016.